序

优秀青年学者俞阿勇想把自己学到的屈光知识结合这些年在白内障手术实践中的体会写一本书。这也是他在人民卫生出版社主编出版的第一本专著，他希望前辈的提携，我就应允而作序以此鼓励年轻人为实现自己的梦想而笔耕，以飨读者。

人工晶状体优选是屈光性白内障手术的关键环节，正日益受到眼科界的关注。一方面，随着全角膜光学检查设备应用于临床，使得角膜前、后表面及全角膜形态的精准光学测量得以实现，这为白内障手术医师提供了更全面的角膜信息，并正逐渐取代原先受限于检查设备而基于角膜前表面的评估方式。另一方面，人工晶状体的生产制造工艺的进步，在提高人工晶状体本身物理化学性质及生物相容性时，我们会更加关注人工晶状体本身光学成像及植入后的全眼光学质量。所以在屈光性白内障手术临床实践中，基于角膜光学特性的人工晶状体优选应运而生。

俞阿勇教授和他的团队在屈光性白内障手术的临床和基础研究领域深耕多年，一直倡导和实践基于角膜光学特性的人工晶状体优选，以改善屈光性白内障手术疗效。他们在这方面积累了大量的临床资料和经验，同时在国内外不同学术场合分享交流，达成一定的共识。本书对角膜光学特性主要参数及其意义做了系统性的梳理，介绍了各参数的检查、判读、注意事项等，便于眼科医疗单位开展临床应用。更难得的是，本书分享了丰富的典型病例和详细诊疗思路，图文并茂，并结合国内外研究结果来指导临床实践。

在白内障手术向屈光手术发展的今天，本书的出版填补了人工晶状体优选这一领域缺乏系统实用性著作的空白，将为眼科同道在屈光性白内障手术临床实践中应用基于角膜光学特性的人工晶状体优选方案提供系统的参考，有助于形成标准规范的临床实践，从而进一步提升我国在这领域的诊疗水平，让广大病人从屈光性白内障手术中获益。

姚晓光

2017 年 5 月

前　言

　　白内障手术已从复明手术向屈光手术转变，术后不仅要"看见"，更需要"看得清晰、看得舒适、看得持久"。白内障术后，晶状体已被摘除，角膜的光学质量直接影响全眼的光学质量。因此，对于人工晶状体眼，人工晶状体与角膜光学性能的匹配程度成为影响屈光性白内障术后视觉质量的关键因素。白内障手术医师需要精准把握人眼特性，尤其是角膜光学，以提高白内障术后的视觉质量。

　　本团队在基于角膜光学特性的人工晶状体优选方面开展了一些前期研究和临床工作。在与眼科同道分享交流过程中，我们发现目前缺乏系统全面介绍基于角膜光学特性的人工晶状体优选在屈光性白内障手术临床实践的相关著作，眼科同道们在临床应用时亦缺乏系统的参考书籍，更谈不上标准化。我们决心尝试对国内外该领域的相关研究和实践做系统的梳理，结合本团队的临床实践，总结成书出版。

　　本书介绍了角膜光学特性的主要参数、检查评估、基于角膜光学特性的人工晶状体优选原则，其中重点为该理论和方法在屈光性白内障手术领域的临床应用。为了集学术性、实用性于一身，本书以"典型病例＋诊疗思路"的体例来阐述基于角膜光学特性的人工晶状体优选在屈光性白内障手术的临床应用。为了全书介绍方便，本书选择以 Scheimpflug 原理眼前节分析仪（Pentacam）为例进行介绍，但是所述的基本原则也同样适用于其他设备的检查结果。同时，制作成"口袋书"的版式，便于临床工作中的携带和查阅，希望成为广大眼科医务工作者临床诊疗中的重要工具书。

　　基于角膜光学特性的人工晶状体优选在眼科临床中需要一个实践、探索、总结、完善的过程。囿于个人学识水平和编撰时间，本书难免存在局限性，敬请同道们提出宝贵意见，使我们的工作能有更好的改进。

在本书的编撰过程中,我的研究生(以姓氏拼音为序)邵旭、叶贝、朱广晶付出了辛勤劳动,在此向他们表示深深的谢意!

希望本书的出版能够增进眼科同道的交流,更好地让基于角膜光学特性的人工晶状体优选服务于白内障临床实践,进一步提升我国在该领域的临床和学术水平,以造福广大病人!

俞阿勇

2017 年 5 月

目 录

第 一 章

角膜光学特性与
屈光性白内障手术

第一节　角膜光学特性在人工晶状体优选中的重要作用

一、人工晶状体优选的时代需求

在屈光性白内障手术临床实践中，人工晶状体（intraocular lens，IOL）的优选其实有很多的角度和考虑，但是毫无疑问，角膜光学特性是人工晶状体优选需要考虑的一个关键因素。我们先来了解一下大的时代需求。世界卫生组织（World Health Organization，WHO）把视觉健康列为人体健康的十大标准之一。随着社会大众的健康意识增强，必然对视觉健康的要求日益提高。健康不仅要求结构完整，同时要求功能完善。对于眼科医师和病人来说，视觉健康意味着：解剖结构修复＋视觉功能改善。在这样的社会需求背景下，对于白内障手术来说，不仅要求白内障手术技术安全精准，同时也意味着手术方案要个性化、最优化。

白内障超声乳化手术的发展使得当今的白内障手术已经向屈光手术转变。飞秒激光辅助的白内障手术更推动了这种趋势。但是，有时候我们在临床上还是会发现这样的美中不足：非常关注或热衷于白内障手术技术，甚至飞秒激光辅助的白内障手术，却并不重视人工晶状体的优选。曾经出现过有些医院对所有病人就只有用一个品种的 IOL，或者虽然有两个品种，但是不同品种 IOL 的设计却非常类似。实际上，在屈光性白内障手术临床实践中，IOL 的优选对白内障病人的视觉健康至关重要，IOL 优选与白内障摘除手术技术相比即便不是更重要，至少也是同等重要。IOL 的优选需要从不同的角度出发，考虑众多因素。

二、基于角膜光学特性的人工晶状体优选

角膜光学特性是人工晶状体眼视觉质量非常重要的影响因素。在手术摘除白内障后,IOL 和角膜组成透镜组,共同影响视觉质量(图 1-1-1)。换句话说,角膜与 IOL 的光学性能匹配影响病人的术后视觉质量。正像世界上找不到两片完全相同的树叶一样,我们也找不到两个光学特性完全相同的角膜,甚至同一个体左右眼的角膜光学特性也并不完全相同。因此,角膜光学特性是人工晶状体优选需要考虑的一个关键因素,我们需要基于角膜光学特性来优选 IOL。

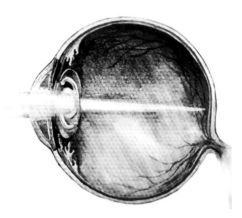

图 1-1-1　角膜与人工晶状体的光学匹配影响术后视觉质量

从像差(aberration)的 Zernike 多项式(图 1-1-2)就能看出基于角膜光学特性来优选 IOL 是非常重要和必要的。

0 阶和 1 阶反映的是屈光介质混浊程度和 IOL 的位置。这一点随着手术技术和 IOL 设计的改进,IOL 的透明性好,IOL 的倾斜和偏心可以被控制在能够接受的范围。但是 IOL 位置的确是 IOL 实现一切光学功能的基础。如果矫正球差和纵向色差的 IOL 的居中性不佳,可以导致横向色差、彗差和散光的产生。因此,IOL 如果没有可接受的位置,就没有可接受的功能。我们在谈屈光性白内障手术的 IOL 优选时,有可接受的 IOL 位置是一个基础和前提。离开了这个基础和前提,IOL 优选就成了无源之水无本之木。这一点我们务必要重视!

其次是离焦,与 IOL 屈光度数计算有关。随着眼生物测量技术的发展和 IOL 屈光度数计算公式的改良,这一点取得了很大的进步。对于白内障病人来说选择合理的 IOL 屈光度数非常重要,对于多焦点 IOL 尤甚。术后准确的

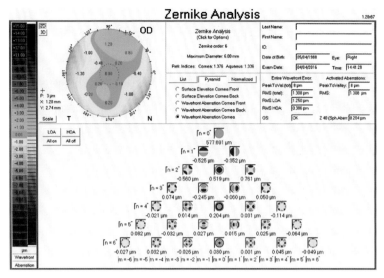

图 1-1-2　波前像差 Zernike 多项式示例

屈光状态直接关系到 IOL 光学功能的发挥。对于一些角膜形态发生变化的情况，例如 PRK 或 LASIK 术后病人，在术前准确预测术后的屈光状态是一个挑战，需要根据检查结果选择合适的 IOL 屈光度数计算公式，这一点也需要注意。

当上述因素都解决后，角膜散光就成为了影响视觉质量的主要因素。角膜散光在白内障病人中很常见，甚至有临床研究结果显示白内障病人术后角膜散光大于 3.5D 者约为 2.5%。如果想把白内障手术做成屈光手术，如果想在白内障术后改善病人的视觉健康，角膜散光的矫正是不能回避的问题。

在解决了上述低阶像差之后，角膜高阶像差对视觉质量的影响就开始凸显，其中主要是角膜球差的影响，目前能通过各种非球面设计的 IOL 进行干预。除此之外的其他高阶像差，目前尚无法通过 IOL 矫正。在特定情况下明显的高阶像差甚至可能影响一些 IOL（例如多焦点 IOL）的光学功能发挥，这一点需要在术前筛选适应证时把好关。

再同时考虑远近视觉的兼顾，白内障手术不但通过手术技术摘除了混浊的晶状体，还通过 IOL 改善了视觉功能。两者相辅相成，缺一不可，以通过一次手术达到解剖结构修复和视觉功能改善的目的。在屈光性白内障手术的临床实践中，鉴于角膜光学特性的个体差异显著且普遍存在，兼之 IOL 品种众多，对于来到医师面前的每一位具体的病人，需要进行基于角膜光学特性的 IOL 优选。

第二节 屈光性白内障手术时代的人工晶状体

白内障手术技术的发展,极大地提高了手术的安全性、精准性。与此同时,IOL不断改进,出现了环曲面、非球面、多焦点、拟调节等功能性IOL,极大程度地重建甚至优化了白内障术后的视觉质量,满足了人们多方面的视觉需求。本节简要介绍部分功能性IOL的特点。

一、环曲面人工晶状体

环曲面IOL(Toric IOL)是一种结合了散光矫正功能的人工晶状体。Toric IOL光学面的两条主子午线具有不同的屈光力,以矫正角膜散光。环曲面可以被设计在IOL光学部的前表面,也可以在后表面,并可以与非球面、多焦点的设计相结合。Toric IOL的定位准确性和在眼内的方向稳定性是散光矫正的关键。现已证实疏水性丙烯酸酯材料具有良好的生物相容性及生物黏性,通过细胞外蛋白(如纤维连接蛋白、胶原蛋白Ⅳ等)与晶状体前、后囊膜紧密贴合,能够在术后早期将IOL稳定在囊袋内,增加了IOL抗旋转的稳定性。为了精准地矫正散光,在植入Toric IOL前,需精确测量角膜的散光度数和方向。

二、非球面人工晶状体

人眼光学系统存在着各种像差,且像差主要来源于角膜与晶状体。球差是高阶像差的一个主要的元素,影响人眼的成像质量,降低对比敏感度。白内障术后,晶状体的球差被去除,剩下角膜的球差成为了人眼球差的主要来源。为了补偿角膜的球差,非球面IOL(aspheric IOL)应运而生。非球面IOL,即光学部为非球面设计的IOL,其光学部前、后两个表面或一个表面为非球形。非球面IOL植入后可明显改善暗环境下低空间频率的对比敏感度,使暗视力等功能性视力得到提高,尤其适合年轻的白内障病人及对夜间工作、车辆驾驶等暗视力要求较高的人群。

三、多焦点人工晶状体

传统的IOL只有单一焦点,也就意味着只能恢复病人的远视力或近视力,视远与视近无法达到同时清晰。为了克服这个缺点,多焦点IOL(multifocal IOL)通过重新分布进入眼内的光能,达到既可视远又可视近的目的。临床上应用的多焦点IOL可分为两种主要类型:折射型、衍射型。近年来还出现了区域折射多焦点 IOL、三焦点 IOL、小阶梯光栅衍射 IOL。多焦点 IOL 在视网膜上的成像是一图像相对清晰地聚焦于视网膜上，另外的图像则高度离焦细节难辨认，通过视觉的神经机制发生作用来选择并还原较清晰的那个像。因此，植入多焦点 IOL 可能出现眩光和对比敏感度下降，这就要求手术规划对离焦、散光和高阶像差有很好的控制，选择植入前也应与病人做好充分的沟通。

四、拟调节人工晶状体

拟调节 IOL（accommodative IOL 或 accommodating IOL）是一种模拟人眼自然调节过程的 IOL。虽然自身晶状体摘除后，丧失了原有的解剖结构，但睫状肌的收缩仍能引起囊袋收缩，同时增加的玻璃体腔压力，使 IOL 的光学部件产生相对位移，导致焦点前移形成"近视"，或兼之可能发生的 IOL 形变，以达到视近的效果。但该过程并非真正的调节，因此被称为"拟调节"。与多焦点 IOL 相比，拟调节 IOL 可以提供更好的远程视觉，并能明显减少植入后所带来的像差恶化，很少引起多焦点 IOL 存在的光晕、眩光等视觉问题，因此适用于对视觉质量要求较高，并同时有减少视近时戴镜需求的病人。从理论上来说，拟调节 IOL 比普通单焦 IOL 能提供更好的近视力，但在临床实践中发现实际疗效并非完全如此。随着术后时间的推移，晶状体囊袋逐渐机化，可同时伴有玻璃体液化，这些变化均会影响拟调节 IOL 的视近效果。目前拟调节 IOL 总体的近距离视觉效果比多焦点 IOL 差，部分植入拟调节 IOL 的病人在视近时仍需借助近附加镜片。由此可见，拟调节 IOL 尚有待进一步改进。

在屈光性白内障手术临床实践中，鉴于角膜光学表现并不完美，势必需要通过附加的光学元件——IOL 进行后期的光学改造，以避免、补偿或矫正角膜光学上的缺陷或不足，提高病人术后的视觉质量。不论是传统的 IOL 还是新型的功能性 IOL，它们都各有特色及所长，需要根据角膜的光学特性来进行合理的选择，实现病人术后视觉质量的最优化。因此，基于角膜光学特性优选 IOL 是屈光性白内障手术的内在要求和必然发展趋势。只有深入了解角膜与 IOL 的光学特性，结合病人的生活工作视觉习惯，制订个性化的白内障治疗方案，最大程度地发掘病人的视觉潜力，才能更有力的推动白内障手术向屈光手术的转变，让病人从屈光性白内障手术中获得最大利益。

（俞阿勇）

5

第 二 章

角膜光学特性及其检查

第一节　角膜光学特性的主要参数

角膜作为眼球屈光系统的主要组成部分，极大地影响着眼球总的光学性能和视觉质量。角膜表面中央瞳孔区约 4mm 直径的圆形区内近似球形，各处的曲率半径基本相等。中央区以外的角膜表面较扁平，各处的曲率半径不全相等。角膜前表面的曲率半径水平方向为 7.8mm，垂直方向为 7.7mm，后表面为 6.2～6.8mm。与屈光性白内障手术 IOL 优选有关的角膜特性主要参数包括：规则散光（regular astigmatism）、球差（spherical aberration）、不规则散光（irregular astigmatism）、角膜前后表面曲率半径比（ratio of back to front corneal radii，B/F Ratio）、Kappa 角或 Alpha 角。

一、规则散光

角膜规则散光根据轴向可分为顺规散光（with-the-rule astigmatism，WTR astigmatism，屈光力最大子午线在 90°±30°）、逆规散光（against-the-rule astigmatism，ATR astigmatism，屈光力最大子午线在 0°～30° 或 150°～180°）和斜轴散光（oblique astigmatism，屈光力最大子午线在 30°～60° 或 120°～150°）。随着年龄增长，角膜形态从年轻时横向扁球形向老年时的纵向扁球形演变，儿童和年轻人的角膜散光多为顺规散光，而中老年人多为逆规散光。

角膜规则散光在白内障病人中常见，大于 1.0D 者约 36%，大于 2.0D 者约 8%，大于 3.0D 者约 2.6%。传统设备和方法通常基于角膜前表面测量角膜散光，如角膜曲率计、角膜地形图仪等，均使用标准化的角膜折射系数（多为 1.3375），将测量获得的角膜前表面曲率半径转换成整个角膜屈光力（模拟角膜镜读数，simulated keratometry/keratoscope reading，SimK），陡峭子午线方向上屈光力与平坦子午线方向上屈光力相减获得角膜散光。该转换公式基于以下两个假设：①角膜厚度为 Gullstrand 模型眼所描述的 500μm，②角膜前后表面曲率半径之比为固定常数（正常角膜约为 82%）。而目前 Scheimpflug 摄像技术和光学相干断层扫描技术（optical coherence tomography，OCT）已经证实这两个假设是有缺陷的。

虽然角膜后表面的曲率半径比前表面更小，但由于角膜后表面所在屈光界面的折射率差异小（角膜 $n_{cornea}=1.376$，房水 $n_{aqueous}=1.336$），其产生的屈光力和散光的影响也比角膜前表面小得多，在角膜散光的测量计算中经常被忽视。现在越来越多的研究发现在测量角膜散光时应考虑角膜后表面在散光中的作用。基于角膜前、后表面曲率而计算的角膜屈光力称为全角膜屈光力（total corneal refractive power，TCRP），而基于此计算的角膜散光称为全角膜散光（total corneal astigmatism，TCA）。

有研究指出角膜后表面散光对全角膜散光有重要影响，仅根据角膜前表面推算的 SimK 与全角膜散光在散光量和轴向方面存在差异。角膜后表面起到负透镜的作用，大部分人的角膜后表面为逆规散光，其后表面屈光力最大子午线一般位于垂直方位（角膜后表面的顺规散光：屈光力最大子午线在 0°～30° 或 150°～180°；逆规散光：屈光力最大子午线在 90°±30°；斜轴散光：屈光力最大子午线在 30°～60° 或 120°～150°），故后表面产生 −0.30D±0.15D（−0.01～−1.10D）的逆规散光作用，9% 的人后表面散光可以超过 0.5D。当角膜前表面为顺规散光时，角膜后表面的逆规散光能够将其部分抵消，导致 SimK 高估了全角膜散光（约 0.11D）；而当角膜前表面为逆规散光时，角膜后表面的逆规散光与其有协同作用，导致 SimK 低估了全角膜散光（约 0.26D）。

如图 2-1-1 所示，该病人的 SimK 提示散光为 0.1D（蓝线框），而全角膜散光却为 2.0D（红线框），两者差异高达 1.9D（绿线框）。如果仅看该病人的 SimK，该散光值低于 0.75D，对视觉影响较小，可以考虑植入多焦点 IOL。但是如果考虑到后表面散光的作用，则全角膜散光达到 2.0D。如果不进行散光矫正，病人的术后视觉质量将受到较大影响，尤其是如果要植入多焦点 IOL，需要同时对散光进行矫正。

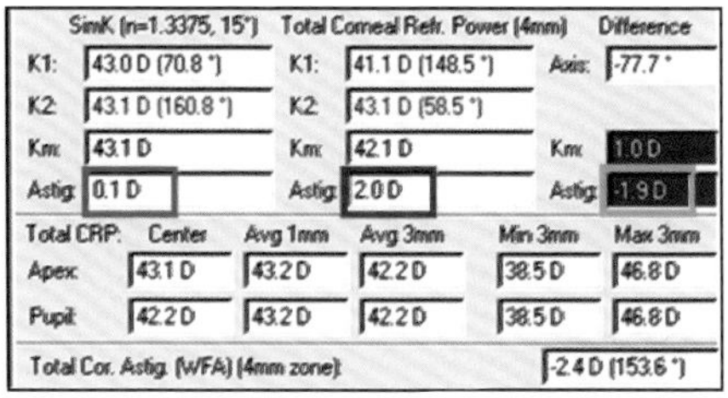

	SimK [n=1.3375, 15°]	Total Corneal Refr. Power (4mm)	Difference
K1:	43.0 D (70.8°)	K1: 41.1 D (148.5°)	Axis: -77.7°
K2:	43.1 D (160.8°)	K2: 43.1 D (58.5°)	
Km:	43.1 D	Km: 42.1 D	Km: 1.0 D
Astig:	0.1 D	Astig: 2.0 D	Astig: -1.9 D

Total CRP:	Center	Avg 1mm	Avg 3mm	Min 3mm	Max 3mm
Apex	43.1 D	43.2 D	42.2 D	38.5 D	46.8 D
Pupil	42.2 D	43.2 D	42.2 D	38.5 D	46.8 D

| Total Cor. Astig. (WFA) (4mm zone) | | | | -2.4 D (153.6°) |

图 2-1-1　全角膜散光与 SimK 差异较大的病例

目前在白内障手术时采用的角膜规则散光手术矫正方法主要包括 Toric IOL 植入术、个体化的手术切口（在陡峭子午线方向上）、散光性角膜切开术（astigmatic keratotomy，AK）和角膜缘松解术等。角膜散光度数和散光轴向的精确测定是手术成功的前提和关键。仅依据角膜前表面曲率计算的 SimK，因其忽略了角膜后表面的散光情况，并不能准确反映真实角膜散光的度数及方向。如果仅基于 SimK 而进行散光的手术矫正，可能在矫正顺规散光时导致过矫，而在矫正逆规散光时导致欠矫。故建议根据全角膜散光来优化矫正方案。

二、球差

人眼光学系统并不完美，存在多种像差。这些像差可以分为色差（chromatic aberration）和单色像差（monochromatic aberration），后者包括离焦（defocus）、散光（astigmatism）和高阶像差（图 2-1-2）。像差的存在会使物空间物点发出的光经过人眼光学系统后不再会聚成一点，而是形成一个弥散斑，降低视觉质量。像差可以通过波前像差设备测量，结果采用 Zernike 多项式 Z_n^m 来表示，其中 n 为径向等级，m 为径向频率（详见第一章的图 1-1-2）。人眼中，多数高阶像差或多或少地影响光学性能：它们会降低最佳焦点上的视力和对比敏感度，但是可以增加焦深。高阶像差中的球差（像差系数为 C_4^0）不仅有上述影响，还会引起近视漂移（myopic shift）。

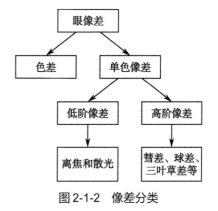

图 2-1-2　像差分类

近视漂移是在光学系统存在球差的情况下，聚焦受空间频率影响的现象。正球差（周边光线聚焦在近轴焦点的前方）眼在低空间频率下表现为近视，而在高空间频率下为正视。人眼在 6mm 的瞳孔直径下，平均近视漂移约为0.5D。虽然近视漂移由球差引起，但其他高阶像差会削减近视漂移与球差的相关性，因此也无法通过系数 C_4^0 单独预测。

近视漂移会显著影响眼的光学性能。例如，在 4 周/度（circle/degree，c/deg 或 cpd）空间频率下人眼对离焦尤为敏感。优异的调制传递性能是分辨物体轮廓所必需的。因为近视漂移的存在，在焦点上小视标的轮廓变得模糊。即使是 0.5～1.0D 的近视漂移，也会使对比敏感度下降达 30%～50%。换言之，球差会影响视野范围内焦平面上的精细和粗略图像同时成像。在 Gullstrand-Emsley 模型眼中，角膜为球性、椭圆性或抛物线性，在 4mm 瞳孔状态下,球差为 +0.21～+1.62μm,因此矫正球差可以提高视网膜的成像质量。

　　角膜的球差与眼轴呈负相关,即眼轴越长,角膜的球差越低。多数人的角膜存在不同程度的正球差,是影响大瞳孔情况下(例如夜间)视觉质量的最主要的高阶像差。而晶状体的球差会随年龄的增长经历从负性到正性的转变。在年轻人中,晶状体为负球差,以中和角膜的正球差。因此对于年轻人的眼来说,矫正球差会提高远距离的像质,但会降低近距离的像质。随着年龄的增长和老视的出现,晶状体的球差逐渐变正,使的总球差变正。老视眼的正球差显著升高,在部分改善近距离视觉的同时,产生视觉干扰,如夜间眩光和光晕、对比敏感度下降等。

三、不规则散光

　　人眼光学系统的界面和折射率并不是均一的,任何的角膜和晶状体局部的表面形态不规则性或是局部折射率的改变均会使局部的屈光力与全系统的屈光力不同,产生不规则散光,同时泪膜的不稳定也会造成角膜的不规则散光。不规则散光无法被球镜/柱镜完全矫正。在像差系统中,不规则散光与高阶像差相对应(Zernik 多项式中三阶及以上)。不规则散光可引起视物的畸变,因此,如果人眼想获得更好的视力,在矫正近视、远视、规则散光的同时,也要考虑不规则散光的影响。

　　不规则散光在生活中真实存在,尤其是老年人群中,角膜不规则散光更常见。传统的角膜曲率计无法准确测量不规则角膜散光。基于角膜前表面的测量技术,会因为角膜的疤痕或病灶使反射的像扭曲,从而造成角膜屈光力测量不准确。Scheimpflug 成像与 OCT 技术可以筛查病人角膜形态的不规则性。随着角膜不规则性的加剧,对于术前的总角膜散光测量,Pentacam 比 IOLMaster 自动角膜曲率检查(基于前表面)对术后散光矫正的预测性更好。

四、前后表面曲率半径比

　　角膜前后表面曲率半径比(B/F Ratio)=角膜后表面曲率半径÷角膜前表面曲率半径×100%,正常人群的 B/F Ratio 平均值为 82%。目前临床上基于角膜前表面形态测量角膜屈光力的仪器以及大多数 IOL 屈光度数计算公式都以此为参考前提。

　　在无角膜手术史和角膜疾病史的正常人群中,部分人群的 B/F Ratio 会发生较大的偏离。俞阿勇等统计了 2308 名无角膜疾病史和手术史的人群的 B/F Ratio,平均为 82.4%(图 2-1-3B),最低达 76.7%(图 2-1-3A),最高至 90%(图 2-1-3C),其中 5.8% 的人群低于 80%,4.6% 的人群大于 85%(图 2-1-4)。

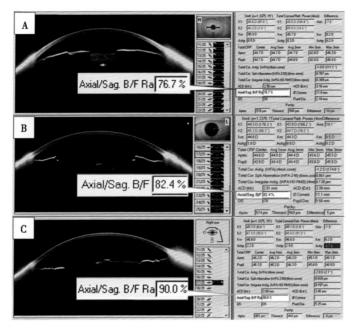

图 2-1-3　角膜前后表面曲率半径比值（B/F Ratio）示例

三位受检者的角膜前后表面曲率半径比值不同，其中：A. 低 B/F Ratio 76.7%（红线框）；B. 正常 B/F Ratio 82.4%（蓝线框）；C. 高 B/F Ratio 90.0%（绿线框）

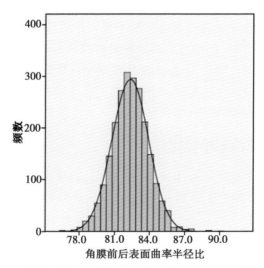

图 2-1-4　角膜前后表面曲率半径比的分布图

近视矫正角膜屈光手术史（PRK、LASIK）的病人，由于角膜前表面曲率变平，而角膜后表面曲率改变相对更少，所以 B/F Ratio 减小（图 2-1-5A）；反之，远视矫正角膜屈光手术史（PRK、LASIK）的病人，B/F Ratio 增大（图 2-1-5B）。

临床上部分病人的 B/F Ratio 与 82% 相差较大，有些是先天性，大多数由既往的角膜屈光手术（如 PRK、LASIK、SMILE 等）引起。

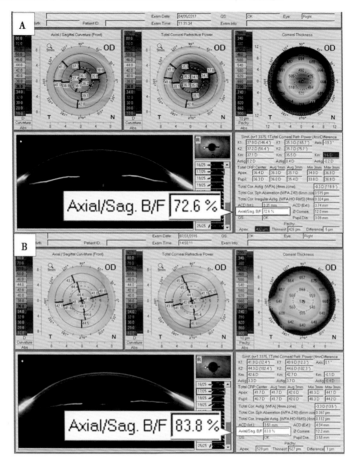

图 2-1-5　角膜屈光手术后的 B/F Ratio 改变
A. 角膜近视屈光术后，B/F Ratio 值降低（红线框）
B. 角膜远视屈光术后，B/F Ratio 值升高（蓝线框）

五、Kappa 角或 Alpha 角

为了更好地理解 Kappa 角或 Alpha 角，需要先了解眼球光学中的以下四条轴（图 2-1-6）：

（1）光轴（optical axis）：包含光学表面曲率中心的轴。当点光源反射的虚像位于物体和反射表面中心，如果眼的光学表面完美同轴，那么每个光学表面反射的像会与光轴上的物体对齐。Purkinje 像（Ⅰ、Ⅱ、Ⅲ和Ⅳ）是物体在不同眼部结构的反射像,分别为角膜前表面(Ⅰ)和后表面(Ⅱ)、晶状体前表面(Ⅲ)和后表面(Ⅳ)。但在临床实践中,这些像很少与理想的共轴光学系统同轴。

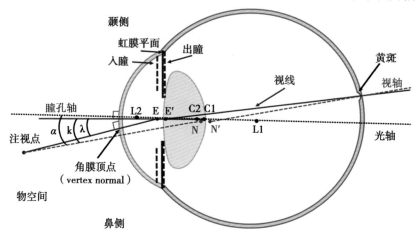

图 2-1-6　轴与角的示意图

黑色点线为光轴,蓝色虚线为视轴,绿色实线为视线,红色实线为瞳孔轴。N、N′(蓝点)眼节点,E(绿点)入射瞳孔中心,E′(绿点)出射瞳孔中心,虹膜平面(褐色实线)的左右的褐色虚线分别为入射瞳孔和出射瞳孔,L2、C2、C1、L1(黑点)分别为晶状体后表面、角膜后表面、角膜前表面、晶状体前表面的曲率中心。视轴通过眼节点(N、N′),视线通过入射瞳孔和出射瞳孔的中心(E、E′),光轴通过四个光学表面的曲率中心(L2、C2、C1、L1)

(2)视轴(visual axis):定义为注视点与黄斑中心凹之间的连线,并经过眼的两个节点。这两个节点与光学表面的曲率中心一致,光线入射至第一节点,并从第二节点出射。垂直于光学表面的光线均经过节点,经过节点的光线不会产生横向色差。视轴可以由经过节点的无横向色差光线至黄斑中心凹确定,视轴也由此被称为黄斑中心凹无色差轴(foveal achromatic axis)。视轴并非必定经过瞳孔中心,经过视轴的光线不发生或很少发生偏折。

(3)瞳孔轴(pupillary axis):定义为经过入射瞳孔中心和角膜曲率中心且与角膜表面垂直的线。瞳孔中心可被直接观察到。

(4)视线(line of sight):经过注视点与黄斑中心凹的连线,并经过瞳孔中心。视线与眼的物像平面稍有不同,是一条中断的线,光线从注视点至瞳孔中心经过不同光学界面折射后到达黄斑中心凹。与视轴相比,视线的光程更长。

了解了眼球光学中的上述四条轴,就可以理解三个成角:Kappa 角、Alpha 角和 Lambda 角。

Kappa 角(angle kappa,κ 角):视轴与瞳孔轴的角距(angular distance)。

Alpha 角(angle alpha,α 角):视轴与光轴的角距。

Lambda 角(angle lambda,λ 角):视线与瞳孔轴的角距。

（1）Kappa 角：视轴是一条理论上的线，并不能被测量。因此临床上 Kappa 角被定义为视线（连接瞳孔中央与注视点的线）与瞳孔轴之间的角距，在既往的文献里被称为 λ 角。只要注视点不是特别靠近眼球，κ 角和 λ 角是基本一致的。由于 κ 角的存在，当注视笔灯时，角膜映光点（Purkinje 像）并不位于瞳孔中央，而是位于其鼻侧（正 κ 角）或颞侧（负 κ 角）。

临床上可以通过同视机来测量 κ 角。使用小注视点和角膜映光点，将角膜映光点移至瞳孔中央，所得的刻度即为角距。屈光性白内障手术临床实践中测量 κ 角多采用角膜地形图系统。Orbscan Ⅱ角膜地形图系统可以通过瞳孔中心和角膜上映射的 Placido 环中心由软件自动计算出 κ 角，其与同视机的测量值有较好的相关性，但其测量值更高。Galilei 和 OPD Scan Ⅱ也可以自动测量 κ 角，但其准确性尚未被证实。除了自动化的角膜地形图设备，κ 角也可以通过角膜顶点和瞳孔中心点的距离（笛卡尔坐标的 X 和 Y 值）来估计。

Donders 的研究发现，在正视眼 κ 角平均为 5.082°（范围 3.5～6.0°），远视眼为 6.0～9.0°，而近视眼 κ 角平均约 2°，或者更低为负值。Basmak 等采用同视机与 Orbscan Ⅱ的方法，测量了 300 例 20～40 岁的健康个体的 κ 角，发现左眼 κ 角值高于右眼，且在远视眼中较高（右眼为 5.65°±0.10°，左眼为 5.73°±0.10°），而正视眼的右眼为 5.55°±0.13°，左眼为 5.62°±0.10°；近视眼的右眼为 4.51°±0.11°，左眼为 4.73°±0.11°。Hashemi 等采用 Orbscan Ⅱ进行了较大年龄范围的研究（平均 40.6 岁 ±16.8 岁，范围 14～81 岁），他们发现不同屈光状态的 κ 角分别为 5.13°±1.50°（近视）、5.72°±1.10°（正视）、5.52°±1.19°（远视）。Qazi 等报道了远视 κ 角为 6.9°±1.3°，近视为 5.0°±1.2°（Orbscan Ⅱ测量）。在 Giovianni 的 483 例研究中，不同屈光状态分别有 73.9%（正视）、85.0%（远视）和 75.85%（近视）的眼为正 κ 角，10.5%（正视）、3.8%（远视）和 11.6%（近视）的眼为负 κ 角，15.6%（正视）、11.2%（远视）和 12.6%（近视）的眼 κ 角为零。κ 角随着年龄逐渐减少（约为 0.015°/ 年），但不同性别间无差异。也有报道显示外斜视者的 κ 角较内斜视或眼位正者更大。

在角膜激光手术中，部分准分子激光平台的切削中心参照瞳孔中心。但是如果病人的 κ 角较大，瞳孔中心与视轴偏离较大，很可能会造成偏心切削。此外，在不同的照明环境下瞳孔直径大小改变，瞳孔中心也会随之偏移。切削区域居中与否直接影响术后的视觉效果，偏心切削会导致一系列的视觉症状，包括眩光、夜间视力下降和复视等。为了减少不良视觉情况的发生，在瞳孔直径 7.0mm 时，切削中心与视轴的偏差要≤0.07mm；而在瞳孔直径为 3.0mm 时，偏差要≤0.2mm。多数研究发现，参照角膜映光点和角膜顶点，可以获得更好的切削居中性，从而获得更好的视觉结果。在定位仪器中，波前像差引导的设备多参照瞳孔中心,而角膜地形图引导的设备多参照角膜顶点。因此对于 κ 角较大的病人,屈光手术多为角膜地形图引导,并以视轴上的角膜映光点为切削中心。

(2) Alpha 角:在屈光性白内障手术的功能性 IOL 选择中,α 角是需要考虑的重要因素之一。IOL 设计成使其在囊袋内居中,此时 IOL 中心多与光轴同轴,用 α 角更能反映 IOL 中心与视轴的偏离程度。目前能测量 α 角的仪器不多,α 角较 κ 角在临床上受到的关注相对少。iTrace 可以测量 α 角,定义为视轴与角膜中心的距离,同时也可以测量 κ 角,为视轴与瞳孔中心的距离,均以"距离 @ 轴向"的方式表示(图 2-1-7)。在实际测量中,两者多不重合。

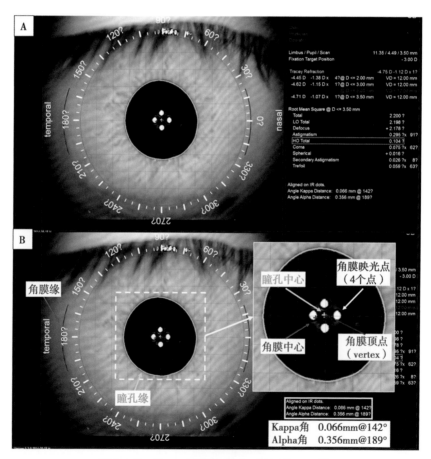

图 2-1-7 iTrace 显示的 Alpha 角与 Kappa 角

A. 检查原始结果;B. 示意图,两侧蓝色弧线为角膜缘,绿圈为瞳孔缘,在瞳孔区内可以看到蓝色"+"号为角膜中心,红色"+"号为角膜顶点,绿色"+"号为瞳孔中心,四个白点为角膜映光点,右下方的黄线框内为 Kappa 角和 Alpha 角

对于所有的 IOL，无论是单焦点还是多焦点，当 κ 角或 α 角较大时，可引起 IOL 相对于视轴的偏心和倾斜，导致散光和彗差增加，视觉质量下降。尤其是在植入多焦点 IOL 时，多焦点 IOL 的衍射环与瞳孔不同轴，衍射的光线成像不对称，甚至视轴会偏移至 IOL 的衍射环区（图 2-1-8），高阶像差增大，可引起日间视觉质量下降、光晕及夜间雾视。大部分人的瞳孔是向鼻下方偏心，而 IOL 会相对地向颞上方偏心。虽然有时采用手术调位技术可以使 IOL 再居中，但是在多数情况下，IOL 在囊袋内已很好地居中，即使再调位也无助于 IOL 与视轴进一步对齐。因此，在屈光性白内障手术拟植入功能性 IOL 前，需要充分考虑 Kappa 角或 Alpha 角的大小对术后视觉质量的影响。

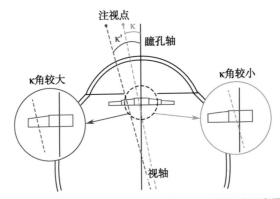

图 2-1-8 不同 Kappa 角对多焦点 IOL 成像影响示意图

Kappa 角（κ 角）较小时，视轴（绿色虚线）仍通过多焦点 IOL（蓝色）的中央光学区，而当 Kappa 角（κ'）较大时，视轴（红色虚线）通过了多焦点 IOL 的衍射环

综上所述，角膜在眼球屈光系统中有着举足轻重的地位，其对视觉质量的影响毋庸置疑，尤其是在白内障摘除术后，晶状体被去除，角膜的光学作用更加突出，需要根据这些角膜光学特性的主要参数来选择合适的 IOL，以避免、补偿或矫正角膜光学上的缺陷或不足，提高病人术后的视觉质量。

第二节　检查设备及其原理

目前临床上检查角膜光学特性的仪器众多，主要分为仅测量角膜前表面的仪器和基于角膜前、后表面的仪器：前者主要包括 IOLMaster、iTrace、手动角膜曲率计、自动角膜曲率计等，后者主要包括 Orbscan、Pentacam、Galilei 眼前节分析仪、Sirius 眼前节分析仪、Orbscan Ⅱ等。以下对此进行简要介绍。

一、仅测量角膜前表面的仪器

（一）角膜曲率计

角膜曲率计（keratometer）利用角膜前表面的反射性质来测量角膜曲率半径。在角膜前的一特定位置放一特定大小的物体，该物体经角膜前表面反射后产生像，测量此像的大小即可计算出角膜前表面的曲率半径。一般通过采集角膜前表面中央 3.0mm 直径上 4 个点计算出角膜曲率。

（二）IOLMaster

IOLMaster 是利用部分光学相干干涉和图像成像分析技术进行眼球结构参数测量的非接触式仪器。通过照相机记录投影在角膜前表面以直径为 2.5mm 呈六角形对称分布的 6 个映光点，测量分析 3 对方向上相对应的光点，计算出环形的表面曲率半径。

（三）Lenstar

Lenstar 与 IOLMaster 的原理相似，不同的是通过采集角膜前表面中央 2.3mm 直径和 1.65mm 直径两个环上 32 个点的角膜曲率，理论上其重复性和准确性比 IOLMaster 更高。

（四）AL-Scan

AL-Scan 与 IOLMaster 和 Lenstar 相似，不同的是通过向角膜前表面投射双迈尔环（double mire rings）并分析其反射成像，计算角膜前表面 2.4mm 和 3.3mm 直径圆环上的曲率。

（五）Atlas 角膜地形图仪

Atlas 角膜地形图仪基于 Placido 盘投射系统将同心圆环均匀地投射到从中心到周边的角膜前表面上。即时图像摄像系统和内部计算机程序分别记录、分析投射在角膜前表面的环形图像，获取角膜前表面曲率。

（六）iTrace 像差检测仪

iTrace 像差检测仪采用窄光束光路追迹技术检查全眼像差，并联合基于 Placido 环原理的 EyeSys Vista 手持式角膜地形图仪（仅基于角膜前表面测量角膜参数），可以测量人眼的全眼像差和角膜前表面像差。

（七）OPD-Scan Ⅲ

OPD-Scan Ⅲ集成波前像差仪、Placido 环角膜地形图（仅基于角膜前表面测量角膜参数）、自动验光仪、自动角膜曲率计、瞳孔计和瞳孔图仪五种功能于一体。

（八）Medmont E300

Medmont E300 是基于 Placido 环的角膜地形图仪，通过直径从 0.25mm

到 10mm 的 32 个环采集角膜前表面约 15 120 个数据点,生成前表面的角膜地形图。

(九) Keratograph 5M

Oculus Keratograph 5M 同样是以 Placido 环为基础,有 22 个环、22 000 个测量分析点,可提供精确的角膜曲率数据,此外还集成了睑板腺、脂质层、泪河高度、非侵入式泪膜分析系统等。

二、同时测量角膜前、后表面的仪器

(一) Orbscan II角膜地形图仪

Orbscan II采用光学裂隙扫描原理(测量 18 000 个数据点)并结合 Placido 盘反射影像,同时测量角膜前后表面三维空间信息,经过计算机分析处理,一次性获得角膜前后表面高度图、角膜前后表面屈光力图和角膜厚度图。角膜前表面结合了 Placido 盘和裂隙扫描获取数据,后表面使用裂隙扫描方式获取高度值。

(二) Pentacam 眼前节分析仪

Pentacam 眼前节分析仪是基于 Scheimpflug 摄像原理(图 2-2-1)的眼用摄像分析系统。经采用 360° 旋转的测量探头进行眼前节扫描,通过旋转摄像,拍摄 25 到 100 张 Scheimpflug 图像,其高分辨率版本 Pentacam HR 最多可获得 138 000 个高度点,根据测量所得数据计算分析模拟出眼前节的三维图像,并可呈现三维立体图。

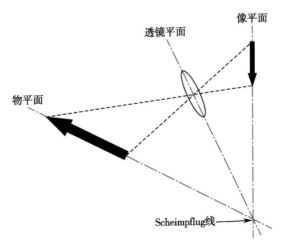

图 2-2-1 Scheimpflug 成像原理示意图

（三）Sirius 眼前节分析仪

Sirius 眼前节分析仪基于单 Scheimpflug 相机结合 Placido 盘技术，能够显示角膜前后表面地形图以及 12mm 直径以内的角膜厚度，可以测量分析角膜波前像差、角膜曲率、前房深度等眼前节生物参数。利用 Placido 环原理拍摄角膜前表面，会丢失一部分角膜前表面中心信息，而采用 Scheimpflug 相机则克服了这一缺陷；如果仅使用 Scheimpflug 相机，则会产生前表面周边的误差，而 Placido 盘则克服了这一缺陷。Sirius 眼前节分析仪将两种技术结合，用 Placido 盘和 Scheimpflug 技术获取角膜前表面数据，用 Scheimpflug 技术获取角膜后表面数据，理论上两者互补，实际结果有待临床验证。

（四）Galilei 眼前节分析仪

Galilei 眼前节分析仪同样以 Scheimpflug 摄像原理结合 Placido 盘进行数据采集，配有双 Scheimpflug 摄像机，可以提供超过 122 000 个数据点，理论上其准确性较单 Scheimpflug 摄像机准确性更高，实际结果有待临床验证。

三、其他眼参数测量仪器

（一）可测量角膜像差的仪器（表 2-2-1）

在以下可测量角膜像差的仪器中，部分仪器结合了光路追踪、自动视网膜检影或 Hartmann-Shack 技术，可以检测全眼的像差。

表 2-2-1　部分可测量角膜像差的仪器

分类	设备型号	原理	所测量像差
仅测量角膜前表面像差	OPD-Scan	角膜：Placido 圆盘 全眼：自动视网膜检影	角膜前表面、全眼
	Keratron Onda	角膜：Placido 圆盘 全眼：Hartmann-Shack 原理	角膜前表面、全眼
	iTrace	角膜：Placido 圆盘 全眼：光路追迹	角膜前表面、全眼
	Cassini	彩色 LED 点光源技术检测角膜前表面地形图，Purkinje 像方法检测角膜后表面	角膜前表面
测量角膜前后表面及全角膜像差	Pentacam	Scheimpflug 成像技术，利用角膜高度信息转换成前、后表面波前像差	角膜前、后表面，全角膜
	Galilei	Scheimpflug 技术，并结合了 Placido 圆盘	角膜前、后表面，全角膜
	Orbscan Ⅱ	裂隙扫描技术，并结合了 Placido 圆盘	角膜前、后表面，全角膜

（二）可测量 κ 角的仪器（表 2-2-2）

表 2-2-2　部分可测量 κ 角的仪器

地形图系统	测量方式
Orbscan Ⅱ	Kappa 角
OPD Scan Ⅲ	Kappa 角
Galilei	Kappa 角
iTrace	Kappa 角
Pentacam	角膜顶点与瞳孔中心的成角与距离
Atlas 9000	角膜顶点与瞳孔中心的 X 轴与 Y 轴上的距离
CA-200	角膜顶点与瞳孔中心的 X 轴与 Y 轴上的距离
Keratron Scout	角膜顶点与瞳孔中心的成角与距离

随着新型眼科仪器的陆续问世，眼部参数的测量变得更加精确、全面与丰富，同时也更加的便捷和智能化。测量设备方面的进步为实现精准的屈光性白内障手术提供了有力的保障。同时临床医师也需要深入了解各种仪器的检查原理及其在不同角膜光学参数测量方面的优势和不足，选择真正适合屈光性白内障手术精准性需求的仪器，为治疗决策提供可靠详实的数据和依据，为治疗过程中的各种精确定位与计算施以有效的辅助与监测，并对后续的治疗效果的评估提供更加便捷和敏感的对比。

（黄锦海）

第三章

角膜光学特性的判读
（以 Pentacam 为例）

第一节 白内障术前常用的 Pentacam 图

白内障术前常用到的报告模块图包括屈光四联图、白内障术前信息图、屈光力分布图。

一、屈光四联图

屈光四联图（4 Maps Refractive）（图 3-1-1）提供角膜前表面曲率、角膜前后表面高度、角膜厚度等图像和数据信息。

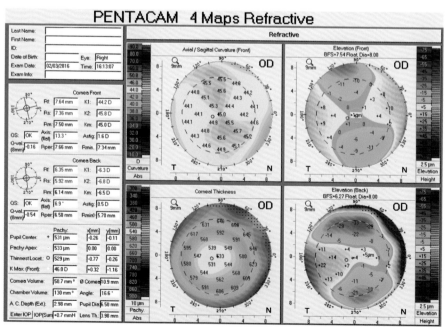

图 3-1-1 Pentacam 4 Maps Refractive 图

二、白内障术前信息图

白内障术前信息图（Cataract Pre-OP）（图 3-1-2）提供角膜前表面曲率、总角膜屈光力、角膜厚度、眼前节 Scheimpflug 成像图和数据信息、以及角膜的散光、球差、不规则性等的图像和数据信息。

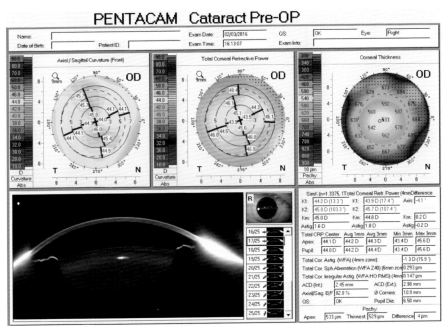

图 3-1-2　Pentacam Cataract Pre-Op 图

三、屈光力分布图

屈光力分布图（Power Distribution）（图 3-1-3）提供不同角膜直径区域（zone）或环（ring）的角膜散光分布的图像和数据信息。

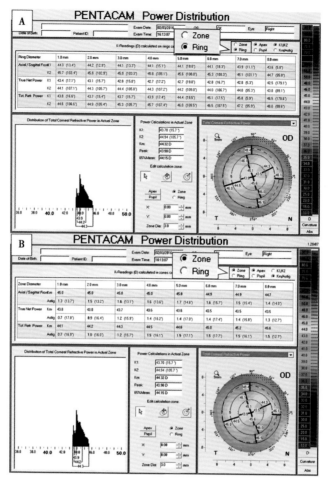

图 3-1-3　Pentacam Power Distribution 图
A. 环模式（红线框）；B. 区域模式（蓝线框）

第二节　Pentacam 读图详解

一、屈光四联图

（一）角膜及眼前节参数，如图 3-2-1 所示。

由上至下依次显示以下参数：

Cornea Front: 角膜前表面

Rf：平坦子午线曲率半径，K1：平坦子午线屈光力（SimK）。Rs：陡峭子午线曲率半径，K2：陡峭子午线屈光力（SimK）。

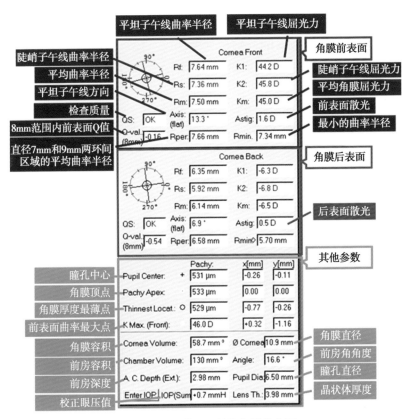

图 3-2-1　角膜及眼前节参数信息图

Rm：平均曲率半径，Km：平均屈光力。

QS：成像质量。Axis（flat）：平坦子午线方向。Astig：前表面散光（SimK）。

Q-Val（8mm）：8mm 范围内的前表面 Q 值。Rper：直径 7mm 和 9mm 两个环之间区域的平均曲率半径。Rmin：最小的曲率半径。

Cornea Back：角膜后表面

各项参数同前表面，但均对应后表面。

其他参数：

Pupil Center：瞳孔中心，图中用"+"标记；

Pachy Apex：角膜顶点，图中用"⊙"标记；

Thinnest Locat：角膜厚度最薄点，图中用"○"标记；

K Max（Front）：前表面曲率最大点，对应的是屈光力，图中用白色的"◇"标记。

上述指标中"Pachy"为各对应点的角膜厚度，"x[mm]"和"y[mm]"为各个点对应的笛卡尔坐标值。

Cornea Volume：角膜容积，ΦCornea：角膜直径；Chamber Volume：前房

23

容积,Angle:前房角角度;

A. C. Depth(Ext)或(Int):前房深度,其中(Ext)为角膜前表面至晶状体前表面的距离,(Int)为角膜内皮面至晶状体前表面的距离;

Pupil Dia:瞳孔直径;

Enter IOP(按钮):点击后可输入眼压测量值;

IOP(Sum):校正眼压值,如未输入,则为"0+矫正值";

Lens Th.:晶状体厚度。

(二)角膜地形图(图 3-2-2)

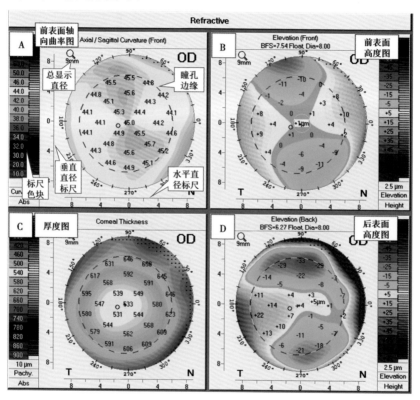

图 3-2-2 Pentacam 4 Maps Refractive 图中的地形图

A. Axial/Sagittal Curvature(Front):前表面轴向曲率地形图;B. Elevation(Front):前表面高度地形图,其中"BFS(best fitted sphere)"为"最佳拟合球面,其中"Float"为拟合球面模式,为软件自行调整直径和位置以最小方差的形式去拟合角膜表面,Pentacam中直径多为 8mm 或 9mm,也可通过点击 BFS 所在区域在跳出的对话框中手动设定;"Dia"为测量直径;C. Corneal Thickness:角膜厚度地形图;D. Elevation(Back):后表面高度地形图,"BSF"和"Dia"同"Elevation(Front)"。其中每张图里左上角的"放大镜符号"为显示区域的总直径,地形图里的"虚线环"为设备侦测到的瞳孔边缘,各种标记参见上述"角膜信息"中的各个顶点标记;图左右两侧为对应地形图的标尺

二、白内障术前信息图

（一）角膜地形图

如图 3-2-3 所示，左侧为角膜前表面的曲率图，右侧为角膜厚度图，同上述"屈光四联图"。中图为综合了角膜前、后表面的总角膜屈光力图。其中左图和中图里红色与深蓝色的轴向表示不同直径环的轴向。

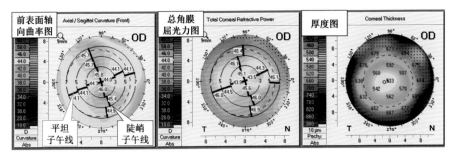

图 3-2-3　Pentacam Cataract Pre-Op 中的角膜地形图

（二）眼前节 Scheimpflug 图（图 3-2-4）

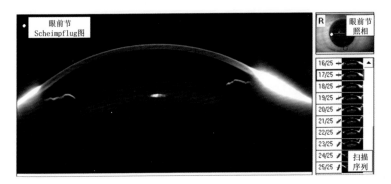

图 3-2-4　Pentacam Cataract Pre-Op 中眼前节 Scheimpflug 图

左侧图为眼前节 Scheimpflug 图，可以显示角膜、前房、房角、虹膜及晶状体形态和光密度。右上图为眼前节照片（Pentacam HR 的功能），其中蓝线为扫描的方向。右下为 25 个轴向序列，其中红线框为所显示大图的扫描方向

（三）角膜散光、像差、前节参数

如图 3-2-5 中所示：

SimK：模拟角膜镜读数，根据角膜前表面推测出的全角膜散光。

Total Corneal Refr. Power（4mm）：常缩写为 TCRP，其中 Refr. 为 refractive。4mm 直径"环"上的总角膜屈光力，为前、后表面散光的综合值。

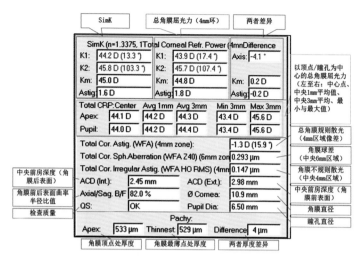

图 3-2-5　Pentacam Cataract Pre-Op 中角膜散光、像差、眼前节参数

Difference：SimK 与 Total Corneal Refr. Power 之间的差异，包括"轴向间的差异"（前者的 K1 轴向度数减去后者的 K1 轴向度数），"平均 K 值度数间的差异"（前者的 Km 减去后者的 Km），"散光度数间的差异"（前者的 Astig 减去后者的 Astig 值）。

Total CRP：同 Total Corneal Refr. Power，其中"Apex"和"Pupil"分别为按照角膜顶点和瞳孔为中心；"Center、Avg 1mm、Avg 3mm"分别为中心、1mm、3mm 范围的角膜平均屈光力（D）；"Min 3mm、Max 3mm"分别为 3mm 范围角膜最小、最大屈光力（D）。

Total Cor. Astig. (WFA)(4mm zone)：其中 Cor. Astig. 为 corneal astigmatism，是 Zernik 波前像差分析得到的以角膜顶点 Apex 为中心，4mm 范围内的总角膜规则散光。与 TCRP 相比，其受到高阶像差的影响。当高阶像差较小时，其值和方向与 TCRP 接近。

Total Cor. Sph.Aberration (WFA Z40)(6mm zone)：其中 Sph. 为 spherical。6mm 直径时的总角膜球差。

Total Cor. Irregular Astig. (WFA HO RMS)(4mm zone)：角膜不规则散光值，为 4mm 直径时的总高阶像差均方根（root mean square，RMS）。

ACD(Int.)：前房深度，角膜内皮面至晶状体前表面距离。

ACD(Ext.)：前房深度，角膜前表面至晶状体前表面距离。

Axial/Sag. B/F Ratio：4mm 区域的角膜前后表面的曲率半径比。部分机器因分辨率问题仅显示"Axial/Sag. B/F"。

ΦCornea：角膜直径。

QS：检查质量。

Pupil Dia：其中 Dia 为 diameter。瞳孔直径。

Pachy：角膜厚度，其中"Apex"为角膜顶点处，"Thinnest"为最薄点，"Difference"为"Apex"和"Thinnest"厚度差异。

三、角膜屈光力分布图

（一）屈光力分布汇总图

根据图 3-2-6 所示，图右上角的选项中：

"Zone"和"Ring"分别是区域和环。区域为指定直径范围内角膜的屈光力，反映了整个区域内的屈光力情况；环为指定直径环上角膜的屈光力，反映了该环上的屈光力情况。

"Apex"、"Pupil"：参照角膜顶点或瞳孔中心为参考中心。

"K1/K2"、"Km/Astig"：显示 K1/K2 值（轴向），或是 Km 值及散光值（轴向）。

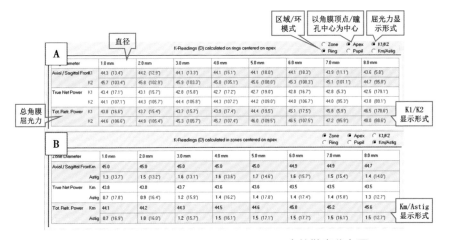

图 3-2-6　Pentacam Power Distribution 中的散光分布图

A. 为基于环的结果，结果可显示为 K1/K2 形式；B. 为基于区域的结果，结果可显示为 Km/Astig 形式

在数据表格中，横坐标为不同直径，纵坐标为不同角膜屈光力参数：

Axial/Sagittal Front：角膜前表面的屈光力。

True Net Power：角膜真实净屈光力。

Tot. Refr. Power：即 TCRP。总角膜屈光力。

（二）指定区域角膜屈光力分布图

如图 3-2-7 所示，左图为指定区域范围内所包含测量点的屈光力的分布图。中图里的 K1，指定区域平坦子午线上的屈光力和方向。

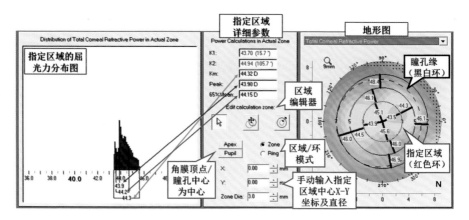

图 3-2-7　Power Distribution 详细信息（区域）

左图为指定区域内测量点的屈光力分布图，其下三个数值，分别对应了 Peak（红色箭头）、65%Mean（蓝色箭头）和 Km（绿色箭头）

K2，指定区域陡峭子午线上的屈光力和方向。

Km，指定区域平均屈光力。

Peak，指定区域内分布点最多的屈光力的值。

65%Mean，去除该区域内曲率过大和过小的值的点后，保留中间 65% 点的曲率，计算获得该 65% 点曲率的均值，适用于角膜不规则时曲率的选择，作为 SimK 值代入 IOL Master，进行 IOL 屈光度数的计算。

右图为各种模式的角膜地形图、高度图、厚度图等，可通过上方的下拉菜单在其中进行选择。

第三节　检查注意事项及阅片

一、检查注意事项

1. 检查前勿使用散瞳或缩瞳药物，减少对自然瞳孔的影响。

2. 在暗室中进行检查。

3. 检查过程中，嘱咐被检者在检查过程中尽量睁大双眼、减少眼动，勿瞬目。

4. 检查质量参数 QS 如为"OK"，测量结果准确性较好，用于临床的分析。

5. QS 为黄色或红色，需要查看以下信息（图 3-3-1），并再次测量，直至 QS 显示"OK"。

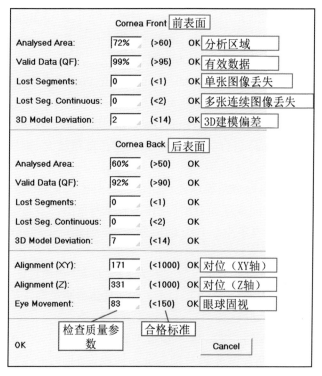

图 3-3-1　检查质量参数详情

分析区域（Analysed Area）、有效数据（Valid Data）、一张或多张眼前节图像丢失（Lost Segments 和 Lost Seg. Continuous）、3D 建模偏差（3D Model Deviation）、对位不准（Alignment[XY]、Alignment[Z]）或眼球运动（Eye Movement）的值超出阈值。需要再次测量，直至 QS 显示"OK"。

6. 对于多次检查无法达到"OK"的病人，可以尝试使用人工泪液后，再次测量。若仍无法达到"OK"，数据仅供参考。

二、白内障术前阅片

（一）屈光四联图

查看角膜基本参数信息，主要关注角膜形态上的规则性；各个角膜参考点情况，是否存在较大的 Kappa 角。

（二）白内障术前信息图

1. 散光的矫正

1）全角膜屈光力（Total Corneal Refr. Power）：若预期散光值≥0.75D，需要考虑散光矫正。

2）全角膜不规则散光（Total Cor. Irregular Astig）：若>0.3μm，角膜形态不规则，选择多焦点 IOL 需要慎重。此外，角膜不规则散光过高时，则在行规则散光矫正时预测性差，且矫正能力有限。

3）比较 Total Cor. Astig 和 Total Corneal Refr. Power 的差异是否较大，如较大则需进一步参考屈光力分布图。

4）考虑暗室下的瞳孔直径（Pupil Dia）：如果瞳孔直径较小，如<5mm，参照常用直径区域（zone）进行散光矫正，如果瞳孔直径较大，则根据情况参照5～7mm 的直径。

2. 角膜球差　根据全角膜球差（Total Cor. Sph. Aberration）值进一步选择适宜消球差的非球面或球面 IOL（具体参照第四章第二节）。另外，对于球差过高的病人，会影响多焦点 IOL 的成像质量，因此对于球差过高者，选择多焦点 IOL 应慎重。

3. 角膜前后表面曲率半径比值　多为82% 左右，如果过低或过高，在选择 IOL 时需要考虑使用合适的 IOL 计算公式（具体参照第四章第四节）。

（三）角膜屈光力分布图

在计划实施散光矫正时，进一步参考该图的散光分布，例如参考5～7mm 直径区域的总角膜散光量与轴向分布情况，如果散光度数和轴向变化较小，可以考虑行散光矫正（如应用 AK 术、Toric IOL 等），而对于散光度数和轴向均变化较大的病例，散光矫正不理想。角膜屈光力分布图的应用可详见第四章第一节中的"瞳孔、环、区在散光矫正中的意义"及第五章"角膜散光优选人工晶状体病例"。同时，对于角膜形态极不规则的病例，可以参照65%Mean 值来作为平均角膜屈光力，以排除不规则地形所造成极值的影响。

（俞阿勇）

第 四 章

基于角膜光学特性的人工晶状体优选原则

可以从角膜规则散光、球差、不规则散光、前后表面形态、Kappa 角或 Alpha 角五方面的角膜光学特性来优选 IOL。

（1）根据全角膜的屈光力情况分析规则散光，优选 Toric IOL；

（2）根据全角膜的球差正负和大小，优选非球面 IOL；

（3）根据全角膜高阶像差（不规则散光）情况，优选多焦点 IOL。或者，对以上三方面进行任意组合。

除了以上三方面特性以外，还要：

（1）了解角膜前后表面形态，并据此决定采用适宜的公式计算 IOL 屈光度数；

（2）根据 Kappa 角或 Alpha 角情况，优选多焦点 IOL 或非球面 IOL。

第一节　根据全角膜散光优选 Toric 人工晶状体

一、圆锥角膜的诊断

如果检查结果提示角膜存在明显散光，需要先明确或排除圆锥角膜（keratoconus）。圆锥角膜是以角膜中央变薄前突呈圆锥形为特征的一种扩张性疾病。它常引起高度不规则散光，晚期会出现急性角膜水肿并形成瘢痕，视力显著下降。圆锥角膜具体起病原因不明，多于青春期发病，女性多见，缓慢发展，或者由于角膜生物力学性能代偿下降后，快速进展。通常双眼先后发病。屈光性检查或治疗，如角膜接触镜佩戴、角膜屈光手术、屈光性白内障手术等诊治过程中多包含圆锥角膜的筛查。

（一）常用的临床早期圆锥角膜诊断筛选指标

1. 患者无明显症状及临床体征，裂隙灯检查无明显异常，角膜地形图显示角膜中央或下方或上方任一区域变陡，加上以下任一角膜地形图改变：

（1）同一患者双眼角膜 SimK 差值 >0.92D。

（2）角膜中央屈光力 >46.5D 和 / 或角膜中央厚度 <500μm。

（3）下方与上方 3mm 角膜曲率差值 IS>1.26D。

2. 一只眼已确诊为圆锥角膜病变，对侧眼若存在角膜局部区域变陡或不对称色阶图形，便可诊断为可疑圆锥角膜。

（二）常用的临床期圆锥角膜诊断筛选指标

1. 患者单眼或双眼具有圆锥角膜的临床症状，例如视力进行性下降、屈光度数变化较快、镜片频繁更换。

2. 框架眼镜戴镜视力不提高，不规则散光需配戴角膜接触镜矫正。

3. 同时必须存在下列其一或更多的临床体征：

（1）角膜局部膨出，膨出区域的角膜变薄。

（2）Fleischer 环、Vogt 条纹、角膜中央或近中央局部瘢痕等。

（3）角膜地形图示：角膜前表面中央曲率 >47D；角膜中心下方 3mm 处与上方 3mm 处屈光力差值 >3D；双眼角膜中央前表面曲率差值 >1D；

（4）根据角膜曲率不同又可分为三级：轻度，角膜曲率 <48.00D；中度，角膜曲率介于 48.00～53.00D；重度，角膜曲率 >53.00D。

圆锥角膜的发病多由角膜后表面开始，故仅根据角膜前表面的曲率信息进行筛查可能难以发现部分处于亚临床期的患者。结合角膜厚度和角膜前、后表面的高度数据将有助于筛查早期圆锥角膜。

（三）最佳拟合球面

最佳拟合球面（best fitted sphere，BFS）最早由 Belin 在 1990 年提出，为圆锥角膜筛查提供了可靠且容易解读的信息，其原理是根据角膜中央 8～9mm 区域的高度数据得出最佳拟合球面（最佳拟合椭圆和最佳拟合环曲面椭圆），将原始高度数据减去 BFS 的高度数据能够使异常的高度数据凸现出来，让临床医师发现细微的角膜扩张病变。

以角膜前表面为例，角膜最薄点为中心的 4mm 区域内最大的高度值：

（1）≤+12μm 为正常角膜。

（2）介于 +12μm 及 +15μm 之间为可疑圆锥角膜改变。

（3）≥+15μm 提示圆锥角膜改变。

角膜后表面的分级标准则是在角膜前表面的基础上增加 5μm，分别为 ≤+17μm、+17 至 +20μm、≥+20μm。

（四）Pentacam 的 Belin/Ambrósio 图

由于角膜 8～9mm 内任何部位的异常都会影响到 BFS 的拟合，对于亚临床型圆锥角膜的病人，异常的角膜高度信息将使得 BFS 偏向异常（陡峭），这样原始高度与 BFS 的差值会比真实值更小，降低圆锥角膜筛查的敏感性。

由于圆锥角膜的锥顶点几乎都发生在角膜中央 4mm 直径的区域内，故将以最薄点为中心的 4mm 区域从 BFS 的计算中排除，用 4～8mm 区域内的高度信息来计算得到"增强的 BFS"。对于异常角膜来说，"增强的 BFS"与标准 BFS 会有显著差别，而对于正常角膜，两者的高度差异非常小。

Pentacam 内置 Belin/Ambrósio Ⅲ 早期圆锥角膜筛查软件提供了角膜前、后表面的标准 BFS 模式及"增强的 BFS"模式下的角膜高度图以及两者的差异图。差异图中的绿、红、黄颜色分别表示：

（1）绿色区域代表角膜前表面高度改变≤5μm，或角膜后表面高度改变≤12μm，提示为正常角膜。

（2）红色区域代表角膜前表面高度改变≥7μm，或角膜后表面高度改变≥16μm，提示圆锥角膜。

（3）黄色表示介于上述差异之间，提示该区域有可疑的圆锥角膜改变。

图 4-1-1 所示，该病人角膜前后表面均出现了大范围的红色区域，提示可考虑诊断为圆锥角膜。

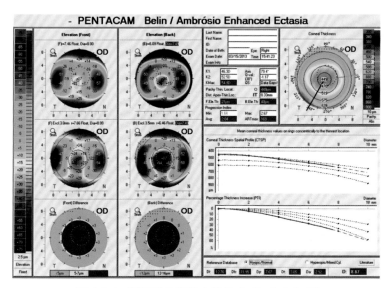

图 4-1-1　某圆锥角膜病人的 Belin/Ambrósio 图

同时 Pentacam 也内置了圆锥角膜检测及量化程序（Topometric 模块），该算法仅基于角膜前表面，采用 Amsler 圆锥角膜分级方法，有助于圆锥角膜的诊断及分级。如图 4-1-2 所示，主要看红色方框内的各项指标，其中"TKC"示圆锥角膜分级，该病人的分级为"KC2"，表明已达到 2 级圆锥角膜。

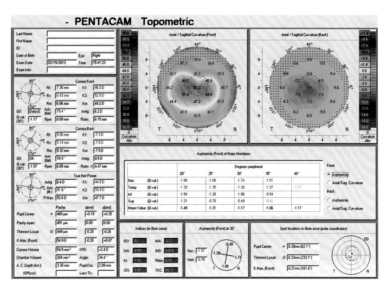

图 4-1-2　某圆锥角膜病人的 Topometric 图

二、Toric 人工晶状体度数和方向的确定

需要分析屈光四联图的形态、K 值、波前像差显示的散光度数和轴向，建议根据全角膜散光决定是否矫正散光，并优选 Toric IOL 进行矫正。通过 Toric IOL 矫正的是规则散光，不适用于不规则散光，特别是对于高度不规则散光的矫正，如果用规则散光矫正，对术后残余散光的预测性不佳，甚至可能出现较差的术后结果。

预期角膜规则散光>0.75D 即可考虑 Toric IOL。Toric IOL 的轴向放置在哪个方向，需要考虑全角膜散光情况。如图 4-1-3 所示，该病人的 SimK 与全角膜散光差异高达 0.7D（图 4-1-3A）。如果仅看该病人的 SimK（0.7D），该散光值低于 0.75D，对病人的视觉影响较小，可以考虑植入多焦点 IOL。然而，由于该病人的角膜后表面散光为 0.5D（图 4-1-3B），且前后表面散光的轴向高度一致，存在显著的协同作用，使得该病人的全角膜散光达到 1.4D。如果不进行散光矫正，病人的术后视觉质量将受到影响，特别是如果要植入多焦点 IOL，需要同时进行散光矫正。

三、瞳孔、环、区在散光矫正中的意义

各仪器测量角膜散光的区域范围不尽相同，主要分为基于环（ring）和区域（zone）的散光测量。

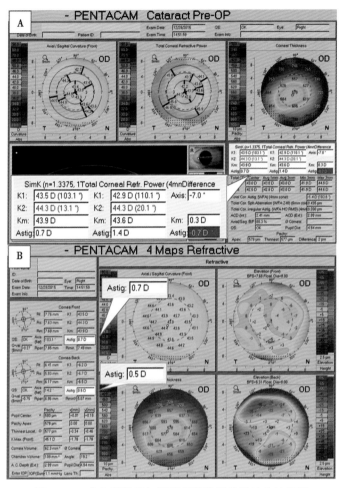

图 4-1-3　全角膜散光与模拟角膜散光差异较大的病例

A. Cataract Pre-Op 图中可见 SimK 为 0.7D,总角膜散光为 1.4D,差值为 0.7D(红线框);
B. 4 Maps Refractive 图中可见基于角膜前表面计算的 SimK 为 0.7D(蓝线框),而后表面散光为 0.5D(绿线框)

基于环的散光测量,是取自距角膜顶点(或瞳孔中心)一定距离的圆环上的角膜曲率而得出的。Pentacam 能够绘制整个角膜范围内曲率,可以提供任一直径圆环上的角膜散光。Cataract Pre-OP 图中的角膜散光包括 SimK(中央 15 度环)、4mm 直径圆环上全角膜散光和 4mm 直径区域的全角膜散光(图 4-1-4A)。基于环的角膜散光所包含的原始数据量较少,并不包括圆环内及圆环外的角膜曲率,因此并不能反映被检者角膜中央实际有效的角膜散光。例如某被检者(图 4-1-4B),角膜中央直径 2mm 圆环内的散光量较大,而在 2mm 外区域的散光较小,中央 1mm、2mm、3mm、4mm、5mm、6mm、7mm、

8mm 圆环上的总角膜散光分别为 5.5D、2.7D、0.7D、1.4D、0.9D、2.1D、3.1D、2.0D。病人的角膜散光在 1mm 外急剧下降，且出现了散光在 3mm 处下降，又在 4mm 处上升的情况。这样的散光变化对于临床决策者来说是非常棘手的。仅参照白内障术前模块中的 SimK（1.0D）及 4mm 直径圆环上全角膜散光（1.4D）（图 4-1-4A），会低估角膜散光，导致误判甚至矫正错误。

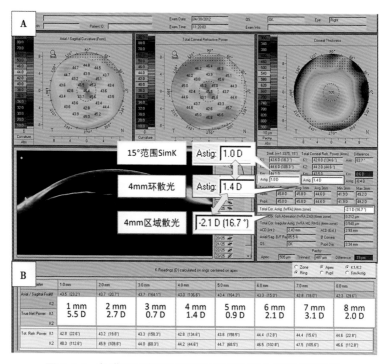

图 4-1-4　角膜不同直径圆环的散光变化较大病例（环模式）

A. Cataract Pre-Op 图中可见 SimK 为 1.0D（黄线框），4mm 圆环上的散光为 1.4D（红线框），同时 4mm 区域的散光为 2.1D（蓝线框），三者有差异；B. Power Distribution 图中可见 1～8mm 圆环上散光变化大（绿线框），反映出角膜形态的不规则

　　基于区域的角膜散光，是取自距角膜顶点（或瞳孔中心）一定距离的圆环内的所有角膜曲率而得出的。图 4-1-4B 的病人以环的模式计算散光，而图 4-1-5A 是同一病人以区域的模式来计算散光，中央 1mm、2mm、3mm、4mm、5mm、6mm、7mm、8mm 圆形区域内的总角膜散光分别为 5.6D、4.4D、2.7D、1.2D、0.9D、1.0D、1.4D、1.8D，呈现由高到低平缓下降的趋势，但到 6mm 区域之外，又有轻度的升高。环模式和区域模式的散光改变趋势见图 4-1-5B。由于区域模式下，指定区域内全部测量点的角膜曲率都参与运算，因此基于区域模式的角膜散光更能反映角膜光学区内的角膜整体散光。

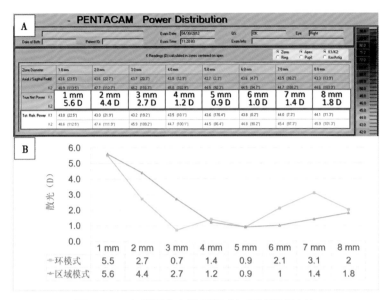

图 4-1-5　角膜屈光力的环模式与区域模式比较

A. 区域模式的 Power Distribution 图（红线框内为总角膜屈光力）；B. 环模式与区域模式下不同直径的总角膜屈光力对比，其中黄线为环模式（详细数值见图 4-1-4 中的 B），绿线为区域模式

　　瞳孔对眼的入射光线有选择作用，故瞳孔投射范围内的角膜是真正起屈光作用的，这个范围内的散光是真正起作用的角膜散光。根据每位被检者的瞳孔大小，个体化地选择最匹配病人瞳孔大小的角膜散光，能够更准确地进行散光矫正和散光预测。忽略病人的瞳孔直径，统一选择固定大小范围（如 3mm、4mm、5mm 等）的角膜散光可能在瞳孔过大或过小的病人中发生难以预料的误差。可通过 Pentacam 的"屈光力分布（Power Distribution）"在瞳孔过大或过小的病人报告中下方的个性化区域，以瞳孔中心为中心，选择与病人瞳孔最匹配的范围进行散光分析。如图 4-1-4 和图 4-1-5 中的病人，虽然 4mm 区域内的散光较为不规则，但是其瞳孔直径为 2.34mm，在瞳孔区域内的散光较为规则。如果以瞳孔为中心，分析 2.3mm 圆形区域内的散光（图 4-1-6），在图下方的个体化设置区中可得出散光为 3.93D，建议根据该结果对病人进行散光矫正，以获得最优的术后视力。

　　角膜中央区的散光与周边区的散光存在联动关系。大部分人的中央区与周边区的散光轴向较吻合（图 4-1-7），而少数被检者的中央区与周边区的散光轴向偏差较大（图 4-1-8）。角膜中央区的散光与周边区的散光吻合度越高，则该角膜散光更规则，中央区和周边区的角膜散光的联动关系更强，更易

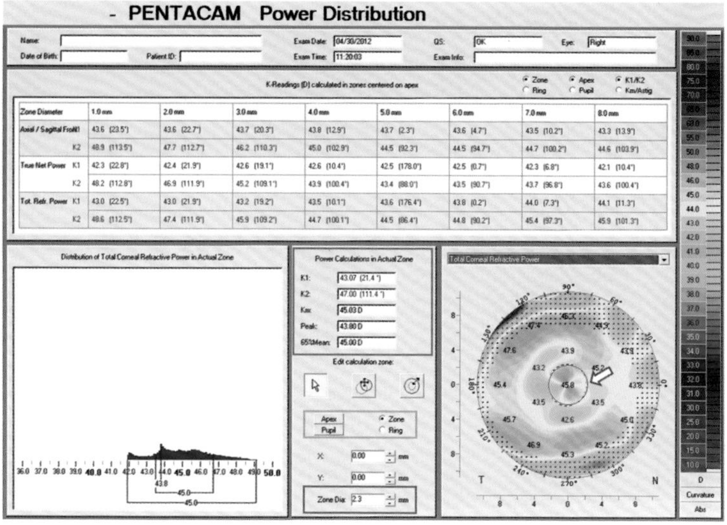

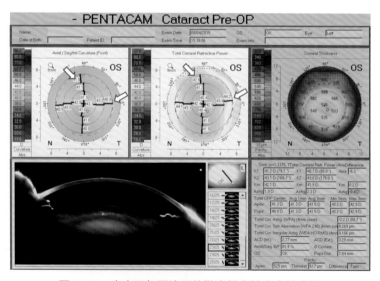

图 4-1-6　指定区域的角膜屈光力

下方中图可见红线框为自行设置的与瞳孔大小一致的区域直径,绿线框为指定区域以角膜顶点为中心(Apex)或瞳孔中心为中心(Pupil),"Zone"或"Ring"表示"区域"或"环"模式,蓝线框为指定区域的各个角膜屈光力参数;下方右图可见红色箭头所指,红色实线框(指定区域)与虚线框(实际瞳孔区域)重合

图 4-1-7　中央区与周边区的散光轴向较吻合的病例

可以看到上方左图 Axial/Sagittal Curvature(Front)和上方中图 Total Corneal Refractive Power 图中的陡峭子午线(红色线及红色箭头)和平坦子午线(蓝色线及蓝色箭头),随着直径的增大,轴向基本无变化

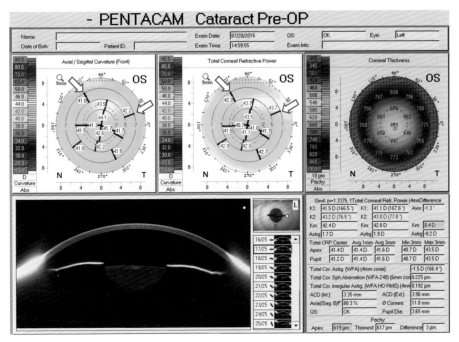

图 4-1-8　中央区与周边区的散光轴向差异大的病例

可以看到上方左图 Axial/Sagittal Curvature（Front）和上方中图 Total Corneal Refractive Power 图中的周边区（5～7mm）陡峭子午线（红色线及红色箭头）和平坦子午线（蓝色线及蓝色箭头），与中央区（5mm 以内）陡峭和平坦子午线的轴向差异较大

于矫正和预测。散光性角膜切开术是通过松解周边区角膜（一般为 7～8mm 直径）而减少中央区角膜散光的术式，是较为经济的散光矫正方法。散光性角膜切开术的矫正效果受中央区和周边区角膜散光的联动强弱影响。因此在制定散光性角膜切开术进行角膜散光矫正前，临床医师需关注病人的各区域范围内的角膜散光，判断中央区和周边区角膜散光的联动性。

第二节　根据全角膜球差优选非球面人工晶状体

传统的球面 IOL 植入术后，眼的总球差更趋正，峰值在 0.5μm 左右，导致大瞳孔时的视觉质量下降。之后，IOL 被设计成负球差以抵消角膜的正球差，改善大瞳孔情况下的视觉质量。根据不同的设计理念，有些非球面 IOL 尝试术后达到全眼零球差，有些则保留少量正球差。

根据现有市面上 IOL 的消角膜球差能力，可以将 IOL 分成以下五类（表 4-2-1）：

1. 高消球差非球面 IOL(高非球面 IOL) 消角膜球差能力>0.25μm;

表 4-2-1 部分人工晶状体的球差情况

分类	人工晶状体型号	球差值(μm)
零球差 非球面 IOL	Adapt-AO	0
	Softec HD	0
	Rayner 920H	0
低消球差 非球面 IOL	AcrySof Restor +3D	−0.10
	Bio Vue PAL	−0.12
	Hexavision XO	−0.12
中消球差 非球面 IOL	Acrysof IQ	−0.17
	Acrysof IQ Toric	−0.17
	Zeiss CT509M	−0.18
	Promin A1-UV	−0.20
高消球差 非球面 IOL	Tecnis ZCB00	−0.27
	Tecnis ZMB00	−0.27
球面 IOL	Acrysof SA60AT	正球差,随折射力改变而不同
	Acrysof MA60BM	
	Matrix Aurium 400/401	
	Adapt	

2. 中消球差非球面 IOL(中非球面 IOL) 0.15μm<消角膜球差能力≤0.25μm;

3. 低消球差非球面 IOL(低非球面 IOL) 0.00μm<消角膜球差能力≤0.15μm;

4. 零球差非球面 IOL(零球差 IOL) 消角膜球差能力为 0.00μm,即对角膜球差不增不减;

5. 传统球面 IOL IOL 自身为正球差,增加术后全眼正球差。

然而,是否术后全眼零球差就是最好呢?正球差对伪调节有一定的意义,人群全眼球差分布情况显示球差峰值正常年轻人在 0.1μm 左右,正常老年人在 0.2μm 左右,即正常人群在 0.1~0.2μm。因此,建议术后预留少量全眼正球差,例如 +0.10μm,对于有特殊需求的病人可做相应增减。每个人的角膜球差不一样,对于一些特殊情况,球差会有明显改变。例如病人既往有近视性角膜屈光手术(包括 PRK、LASIK 等),中央角膜变平,可能会有更高的正球差;如果是远视性屈光手术,周边角膜变平,可能会变为负球差。因此,要根据角膜的球差情况,结合病人的眼前节结构参数、视觉需求、年龄等因素个性化地选择合适的球面或非球面 IOL。

Pentacam 可以通过角膜的高度信息推算出角膜前、后表面及全角膜的像差（图 2-1-3 和图 4-2-1）。在 Zernike Analysis 模块中（图 2-1-3），可以分别获得角膜前、后表面和全角膜的像差的 Zernike 多项式，其中均包含了球差的 RMS 值。

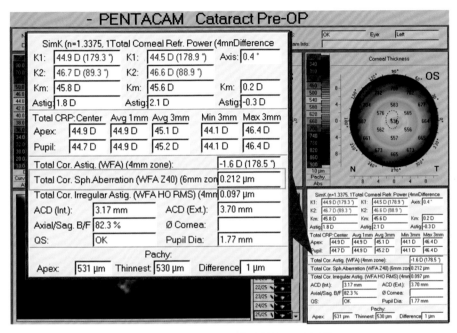

图 4-2-1　Pentacam 的球差结果示意图

Cataract Pre-Op 模式下的角膜球差，可见蓝色线框部分，该数值为 6mm 人工瞳孔直径下的全角膜球差（Total Cor. Sph. Aberration）的均方根

一般而言，考虑到角膜平面与 IOL 平面差异对球差的影响以及正球差的意义，对于根据全角膜球差优选 IOL，建议如下：

1．如果角膜球差≥0.35μm，选择高非球面 IOL；

2．如果角膜球差 0.25～0.35μm，选择中非球面 IOL；

3．如果角膜球差 0.20～0.25μm，选择低非球面 IOL；

4．如果角膜球差 0.05～0.20μm，选择零球差 IOL；

5．如果角膜球差 <0.05μm，选择传统球面 IOL，以改善术后全眼球差。

第三节　根据全角膜不规则散光优选多焦点人工晶状体

角膜不规则散光对于多焦点 IOL 尤其有意义。现有的多焦点 IOL 主要是折射型、衍射型。因此，多焦点 IOL 的成像实际上不是清晰的单一焦点，而是模糊斑，是成像并不锐利的"软"焦点。如果在"软"焦点上再叠加明显不规则散光，那么"软"焦点会更加模糊，发生眩光或光晕，影响视觉质量。

根据角膜屈光力地形图可以定性地观察角膜不规则散光。而角膜总高阶像差这一项可以定量地评估角膜不规则散光。一般建议把选择多焦点 IOL 的角膜不规则散光临界值定为 0.3μm。

- 角膜不规则散光<0.3μm，可以考虑多焦点 IOL；
- 0.3μm≤角膜不规则散光<0.5μm，需要慎重选择多焦点 IOL；
- 角膜不规则散光≥0.5μm，表示有明显的不规则散光，不是多焦点 IOL

的适应证。

临床上，对于角膜不规则性较高的病人，例如明显的角膜中央云翳（图 4-3-1）、翼状胬肉（图 4-3-2）或圆锥角膜（图 4-3-3），不推荐植入多焦点 IOL，以减少光晕和眩光对视觉的影响。

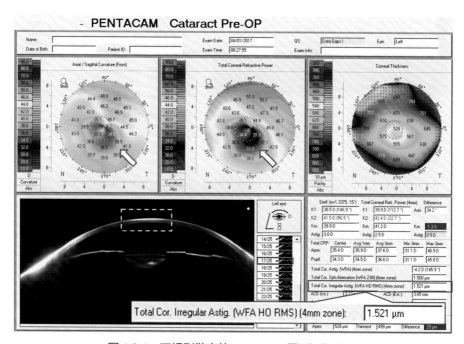

图 4-3-1　不规则散光的 Pentacam 图（角膜云翳）

上排角膜地形图显示中央及下方角膜形态不规则（红色箭头），左下 Scheimpflug 图中角膜中央区可见角膜基质密度增高（白虚线框），提示角膜混浊；右下眼前节参数中，可见角膜不规则散光 1.521μm >0.3μm（红色框）

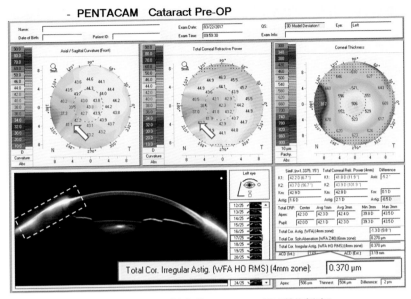

图 4-3-2 不规则散光的 Pentacam 图（翼状胬肉）

上排角膜地形图显示鼻侧角膜因胬肉生长变平（红色箭头），左下 Scheimpflug
图中鼻侧角膜表面可见高信号影（白虚线框），提示翼状胬肉；右下眼前节参数
中，可见角膜不规则散光 0.370μm ＞0.3μm（红色框）

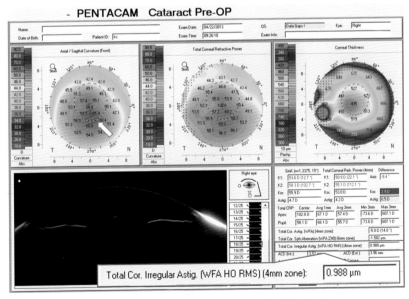

图 4-3-3 不规则散光的 Pentacam 图（圆锥角膜）

上排角膜地形图中，中央偏下方，曲率明显升高（蓝色箭头），提示圆锥角膜；右
下眼前节参数中，可见角膜不规则散光 0.988μm ＞0.3μm（红色框）

43

第四节　根据角膜前后表面曲率半径比优选人工晶状体屈光度数

Pentacam 的白内障术前信息图提供了病人的角膜前后表面曲率半径值，该值基于角膜前后表面 4mm 区域内的角膜曲率半径。一般认为角膜 B/F Ratio≥80% 时，可以采用常规的 IOL 屈光度数计算公式。低于此值时，需要考虑特定的 IOL 屈光度数计算公式。

B/F Ratio 在结果输出界面显示为 Axial/Sag. B/F Ratio。图 4-4-1 所示的病人存在蓝色的低曲率区，代表着中央切削区。B/F Ratio 是 74.3%。因此，对于这个病人不能采用常规的 IOL 屈光度数计算公式。

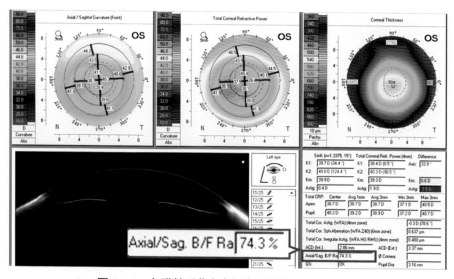

图 4-4-1　角膜前后曲率半径比异常的 Pentacam 图

B/F Ratio 值在角膜屈光手术后 IOL 选择中具有独特、重要的意义。角膜屈光手术迅猛发展，现在已经有 20 年前的 PRK 或者 LASIK 术后病人由于白内障而来就诊。他们能在 20 年前有勇气选择角膜屈光手术，反映了他们对视觉质量的重视。今天，他们要求做白内障手术，他们会有同样的要求。未来，这样的病人会更多。我们需要迎接这个挑战。至少要在术前认识到角膜形态的变化，并据此采用特定的公式。目前，角膜屈光手术后 IOL 屈光度数计算的准确性低于未行过角膜屈光手术的正常人群。一般认为，导致角膜屈光手术后 IOL 屈光度数计算误差的主要原因包括以下三方面：

（一）角膜真实屈光力测量不准确

角膜屈光手术改变了角膜的前表面形态，而角膜曲率计（如 IOLmaster、Lenstar 等）测量的是角膜旁中央环上若干点的角膜曲率，不能全面反映角膜整个区域，尤其是中央平坦区域的屈光力。故当角膜中央越平坦，仪器测量的位置越远离角膜中央，则误差越大。对于近视角膜屈光术后，该类仪器普遍高估了角膜屈光力，导致术后的远视偏差。

（二）屈光系数错误

基于角膜前表面的仪器如角膜曲率计、角膜地形图仪等均使用标准化的角膜折射系数（多为 1.3375），将测量获得的角膜前表面曲率转换成整个角膜屈光力。该转换公式基于以下两个假设：角膜厚度为 Gullstrand 模型眼所描述的 500μm；角膜前后表面曲率之比为固定常数（正常角膜约为 82%）。而角膜屈光手术后的角膜厚度和角膜前后表面曲率比均发生了较大改变，沿用 1.3375 的标准化折射系数将导致较大的误差。

（三）人工晶状体屈光度数计算公式不合适

IOL 屈光度数计算公式（Hoffer Q、Holladay 1、SRK/T）通过眼轴或角膜曲率预测术后 IOL 的位置。但是多数角膜屈光术后的前房深度并未发生明显改变，故通过更平坦的角膜曲率来预测术后 IOL 的位置将导致误差。

研究指出，角膜屈光手术后病人的白内障术后的屈光误差（实际残留屈光度数与预留屈光度数的差值）与 B/F Ratio 相关：

（1）当用 Holladay 1 公式进行 IOL 屈光度数计算时，术后屈光误差与 B/F Ratio、眼轴相关，校正量的计算公式（即在原 IOL 屈光度数计算公式计算基础上校正的 IOL 屈光度数，其中前表面角膜曲率半径和眼轴的单位为毫米）为：

（5.73−8.69 × B/F Ratio−0.69× 前表面角膜曲率半径 +0.29× 眼轴）×1.5

（2）当用 SRK/T 公式进行 IOL 屈光度数计算时，术后屈光误差仅与 B/F Ratio 相关，校正量的计算公式为：

（9.11−10.81×B/F Ratio）×1.5

SRK/T 公式的校正量计算公式显示，当 B/F Ratio 每改变 1% 时，需要校正 0.162 15D：①即使 B/F Ratio 为人群平均值 82% 时，仍需要校正 +0.37D；②当 B/F Ratio=84.27% 时，所需的校正量为 0；③当 B/F Ratio 偏离 5% 时，所需的校正量高达 0.81D。

可以看出不仅仅是角膜屈光手术后的病人需要进行 IOL 屈光度数校正，未行角膜屈光手术但 B/F Ratio 偏离正常人群值的病人也可能需要进行 IOL 屈光度数校正。但目前尚无研究针对正常人群的 B/F Ratio 进行 IOL 屈光度数计算误差的回归分析，这部分人群的 IOL 屈光度数计算尚有待进一步研究。

针对角膜屈光手术后的病人，目前临床上的 IOL 屈光度数计算方式很多，主要分为以下三类：

1. 完全依靠既往数据，包括临床病史法和 Teiz-Mannis 法等方法；

2. 结合既往数据及当前角膜参数的方法，包括校正 EffRP 值法和 Masket 公式等方法；

3. 仅使用当前角膜参数的方法，包括等效 K 值、BESSt 公式、Haigis-L 公式、改良 Maloney 法等方法。

目前比较推荐的计算方法是：

1. 美国白内障和屈光手术学会（American Society of Cataract and Refractive Surgery，ASCRS）网站的角膜屈光手术后 IOL 屈光度数计算器（http://iolcalc.ascrs.org），适用于近视激光术后（图 4-4-2）、远视激光术后以及放射状角膜切开术后。

2. 亚太白内障和屈光手术医师协会（Asia-Pacific Association of Cataract and Refractive Surgeons，APACRS）网站的 Barrett True-K 公式（http://www.apacrs.org/disclaimer.asp?info=2，图 4-4-3）。

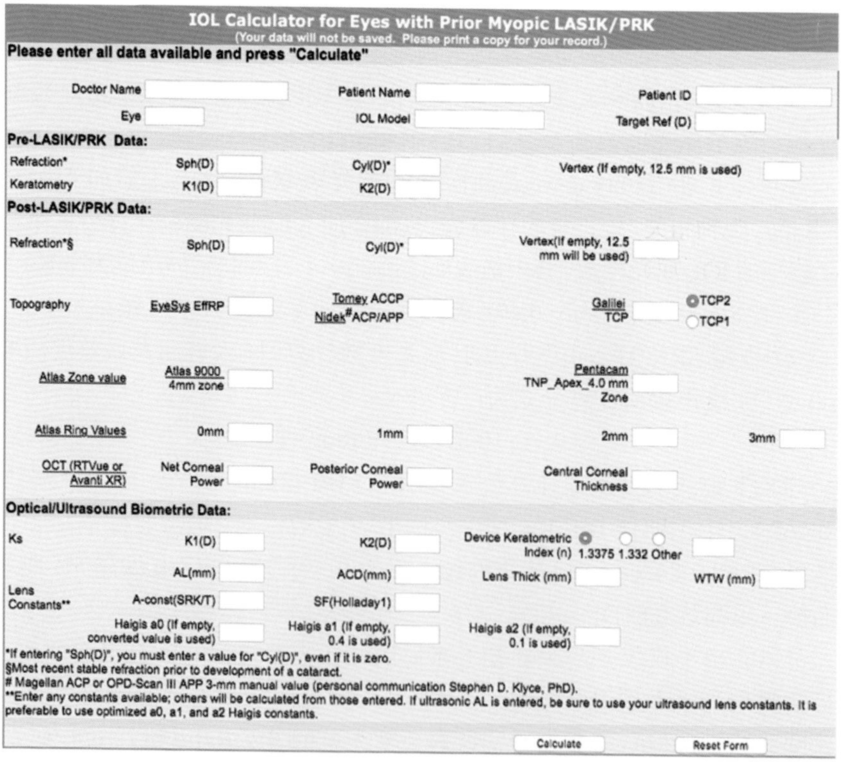
IOL Calculator for Eyes with Prior Myopic LASIK/PRK
(Your data will not be saved. Please print a copy for your record.)
Please enter all data available and press "Calculate"

Doctor Name　Patient Name　Patient ID
Eye　IOL Model　Target Ref (D)

Pre-LASIK/PRK Data:
Refraction*　Sph(D)　Cyl(D)*　Vertex (If empty, 12.5 mm is used)
Keratometry　K1(D)　K2(D)

Post-LASIK/PRK Data:
Refraction*§　Sph(D)　Cyl(D)*　Vertex(If empty, 12.5 mm will be used)
Topography　EyeSys EffRP　Tomey ACCP Nidek#ACP/APP　Galilei TCP　TCP2　TCP1
Atlas Zone value　Atlas 9000 4mm zone　Pentacam TNP_Apex_4.0 mm Zone
Atlas Ring Values　0mm　1mm　2mm　3mm
OCT (RTVue or Avanti XR)　Net Corneal Power　Posterior Corneal Power　Central Corneal Thickness

Optical/Ultrasound Biometric Data:
Ks　K1(D)　K2(D)　Device Keratometric Index (n)　1.3375　1.332　Other
AL(mm)　ACD(mm)　Lens Thick (mm)　WTW (mm)
Lens Constants**　A-const(SRK/T)　SF(Holladay1)
Haigis a0 (If empty, converted value is used)　Haigis a1 (If empty, 0.4 is used)　Haigis a2 (If empty, 0.1 is used)

*If entering "Sph(D)", you must enter a value for "Cyl(D)", even if it is zero.
§Most recent stable refraction prior to development of a cataract.
Magellan ACP or OPD-Scan III APP 3-mm manual value (personal communication Stephen D. Klyce, PhD).
**Enter any constants available; others will be calculated from those entered. If ultrasonic AL is entered, be sure to use your ultrasound lens constants. It is preferable to use optimized a0, a1, and a2 Haigis constants.

Calculate　Reset Form

图 4-4-2　美国白内障和屈光手术学会角膜屈光手术后 IOL 屈光度数计算器

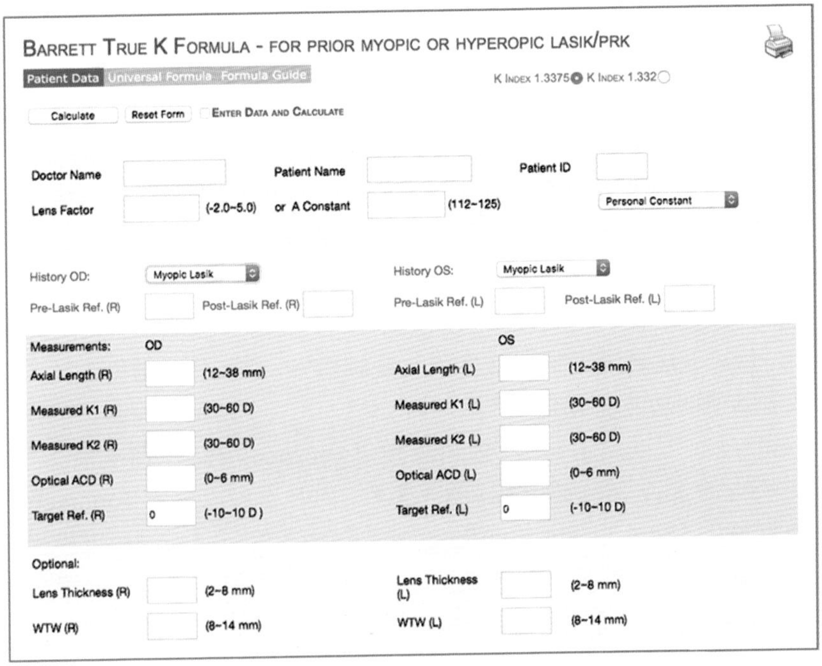

图 4-4-3　亚太白内障和屈光手术医师协会 Barrett True-K 公式

病人术前需要行 Pentacam 检查、IOLMaster 或 Lenstar（LS 900）、Atlas 角膜地形图。

进入上述 IOL 屈光度数计算网站，尽可能多地填写所需参数，并获取计算结果。参考上述两个 IOL 屈光度数计算器的结果选择合适的 IOL 屈光度数。当上述各方法、公式间的计算结果有较大出入时，更推荐参考 ASCRS 中仅使用当前角膜参数所计算的结果。

在确定了 IOL 的屈光度数后，建议同时准备两枚备用 IOL，分别比预选的 IOL 屈光度数高和低 0.50D。在白内障手术过程中，有条件的单位可使用实时波前像差分析仪（ORA，Optiwave Refractive Analysis）确认所需的 IOL 屈光度数，若 ORA 的结果与预选好的 IOL 屈光度数差异较大，则从备选 IOL 中选择合适的 IOL。

第五节　Kappa 角或 Alpha 角

对于功能性 IOL，居中性非常重要。尤其是多焦点 IOL（包括衍射型和折射型），如果 IOL 的衍射环偏心至视轴，可引起高阶像差增大，导致相应的光学干扰症状，包括光晕和眩光，术后视觉质量下降。对于 Toric IOL 来说，偏

47

心会造成散光矫正效果的下降,也会影响视觉质量。非球面 IOL 在偏心时,彗差可能会增加,影响术后的视觉质量。有研究显示,当第一代和第二代非球面 IOL 发生偏心时,消球差值越大,产生的彗差越大。第三代非球面 IOL(高次非球面 IOL)对抗偏心的能力有所提高,但尚有待临床进一步验证。

在存在明显 κ 角或 α 角的病人中,临床上有时会根据视轴来调整 IOL 中心,例如手术医生将 IOL 中心放置在偏向鼻侧的位置,以与视轴对齐。尽管如此,对于视轴偏离囊袋解剖学中心较远的病例,即 κ 角或 α 角较大者,很难做到 IOL 与视轴对齐。因此如果在术前就了解到患者存在较大角度的 α 角或 κ 角,预计无法通过调整 IOL 实现与视轴对齐,那么就要避免选择多焦点 IOL 或者其他的功能性 IOL。

Pentacam 可以显示 κ 角,为角膜顶点(corneal apex,曲率最高点)与瞳孔中心点的 X-Y 笛卡尔坐标(图 4-5-1),同时也可以参考 Topometric 图中右下区域的"Spot location in 8mm zone"中的 Pupil Center,以极坐标的形式表示"距离 @ 方向"(图 4-5-2)。iTrace 可以显示 α 角(见第二章的图 2-1-7),为视轴与角膜中心的距离。

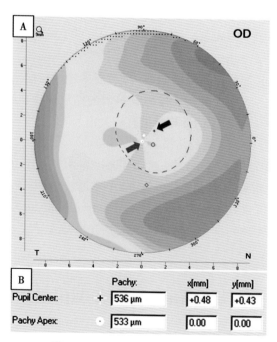

图 4-5-1　Pentacam 中 κ 角的测量

A. 蓝色箭头为角膜顶点,红色箭头为瞳孔中心;B. 瞳孔中心(Pupil Center)右侧的 x-y 坐标信息显示了其参照角膜顶点对应的位置

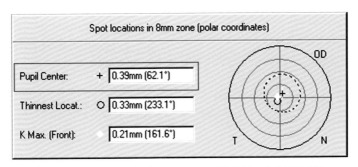

图 4-5-2　Pentacam 中 Topometric 图中的 κ 角（红线框）

在临床上建议：

（1）α 角在 0.3mm 以内，可以考虑植入多焦点 IOL。

（2）α 角为 0.3～0.5mm，需要谨慎考虑多焦点 IOL，或考虑植入光学区的中央折射直径设计较大的多焦点 IOL。

（3）α 角大于 0.5mm 时，不推荐植入多焦点 IOL，甚至不推荐选用非球面单焦点 IOL，以减少偏心带来的彗差的增加。

对于 κ 角在屈光性白内障手术的临床应用尚缺乏明确的指南，当临床上无 α 角的测量仪器时，可以考虑用 κ 角替代，并参照 α 角的 IOL 选择策略。

（俞阿勇）

第 五 章

角膜散光优选人工晶状体病例

第一节 规则散光<1.5D

一、病例简介

女性，43 岁。双眼年龄相关性白内障。裸眼远视力 OD 0.3，OS 0.4。双眼晶状体轻度混浊，余眼前节及眼底未见明显异常。拟行右眼屈光性白内障手术。术前 Pentacam 检查见图 5-1-1。

二、Pentacam 结果解读

1. Pentacam Cataract Pre-Op 图中角膜地形图较规则，其中 SimK 与 Total Corneal Refr. Power、Total Cor. Astig（WFA）的度数和轴向基本吻合。全角膜散光为 0.9D@149.5°，散光度数<1.5D。

2. 角膜球差 Total Cor. Sph Aberration 为 0.293μm。

3. 角膜不规则散光 Total Cor. Irregular Astig 为 0.097μm，<0.3μm，角膜形态规则。

4. 角膜前后表面曲率半径比值 Axial/Sag. B/F Ratio 为 84.1%，尚接近正常的范围。

三、术前考虑

1. 该病人角膜散光较小，仅 0.9D，轴向位于 149.5°，且不同直径区域的散光度数和轴向保持一致。可以通过术源性散光——主切口位置选择颞上方，降低术后角膜的散光度数，无需通过 Toric IOL 矫正散光。

2. 该病人角膜的球差 0.293μm，介于 0.25～0.35μm 之间，如果选择单焦非球面 IOL 可以考虑选择中消球差 IOL（如 −0.2μm 设计的非球面 IOL）。

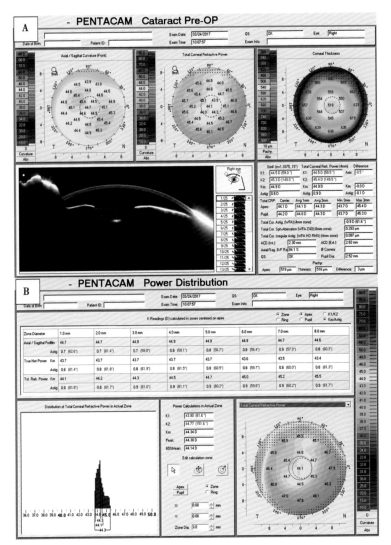

图 5-1-1　Pentacam Cataract Pre-Op 图（A）及 Power Distribution 图（B）

3.病人眼底未见明显异常,角膜形态规则,预测可以有较好的术后视力,根据病人的需求也可以考虑植入多焦点 IOL（如 -0.1μm 设计的非球面多焦点 IOL）。

第二节　规则散光>1.5D,中央与周边相近

一、病例简介

女性,66 岁。双眼年龄相关性白内障。既往有"左眼黄斑裂孔"史,未治

疗。裸眼远视力 OD 0.4，OS HM/BE。主觉验光：OD −1.50/−2.00D×75=0.5，OS 无影动 = HM/BE。双眼晶状体混浊，余眼前节未见明显异常。右眼底呈豹纹状，黄斑反光未见。左眼底窥不入。拟行右眼屈光性白内障手术。术前 Pentacam 检查见图 5-2-1。

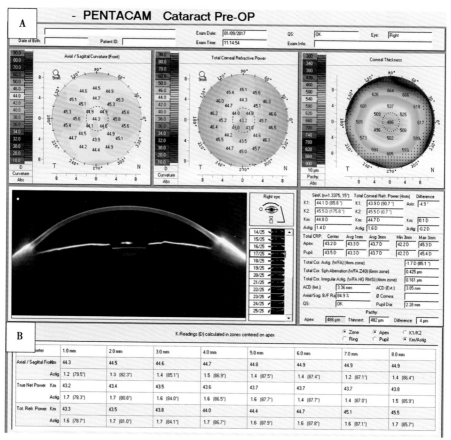

图 5-2-1　Pentacam Cataract Pre-Op 图（A）及 Power Distribution 图（B）

二、Pentacam 结果解读

1. Pentacam Cataract Pre-Op 图中角膜地形图较规则，中央区呈领结型，其中 SimK 为 1.4D@175.8°（<1.5D），而 Total Corneal Refr. Power 为 1.6D@0.7°、Total Cor. Astig（WFA）为 −1.7D@85.1°（换算后为 1.7D@175.1°），均>1.5D，三者轴向上基本接近。

2. 角膜球差 Total Cor. Sph Aberration 为 0.425μm。

3．角膜不规则散光 Total Cor. Irregular Astig 为 0.161μm，<0.3μm，角膜形态规则。

4．角膜前后表面曲率半径比值 Axial/Sag. B/F Ratio 为 84.9%，尚接近正常的范围。

5．瞳孔直径 Pupil Dia. 为 2.28mm。

6．角膜屈光力分布图可见不同直径范围区域（1～7mm）的角膜散光度数与轴向基本一致，且均>1.5D。

三、术前考虑

1．该病人角膜散光较大，为 1.7D，轴向位于接近 175°，且不同直径区域的散光度数与轴向保持一致。对于散光的矫正，可以做以下考虑：

（1）通过术源性散光——主切口位置选择颞侧来降低一定度数的散光，同时联合角膜散光性切开术（AK 术）。由于 AK 术的直径多选择 7mm，7mm 区域角膜散光若小于中央 3mm 或者瞳孔区的角膜散光，结果可能散光矫正量不足。

（2）也可考虑植入 Toric IOL 来矫正角膜散光。

2．该病人角膜的球差 0.425μm（≥0.35μm），可以考虑：

（1）如果联合 AK 术，考虑选择单焦非球面 IOL，可以选择高消球差 IOL（如 −0.27μm 设计的非球面 IOL）。

（2）如果植入 Toric IOL，建议选择有消球差设计的 Toric IOL（如 −0.2μm 设计的 Toric IOL）。

3．虽然病人有近视、眼底呈豹纹状改变，但是根据验光结果可以推测术后预期视力≥0.5，角膜形态规则，因此可以做以下考虑：

（1）AK 术联合植入消球差设计的多焦点 IOL。

（2）消球差设计的 Toric 多焦点 IOL（如 −0.18μm 设计的 Toric 多焦点 IOL）。

通过上述方法可以降低术后散光和全眼的球差。如果病人的预期视力不佳，则不建议植入多焦点 IOL。

第三节　中央散光>1.5D，周边散光<1.5D

一、病例简介

女性，59 岁。双眼并发性白内障、双眼病理性近视眼。裸眼远视力 OD

0.01，OS 0.02。主觉验光 OD −26.50=0.05，OS−25.50/−1.00×90=0.2。双眼晶状体尚透明，余眼前节未见明显异常。双眼底视盘颞侧可见萎缩弧约 2PD，右眼底后极部大片视网膜脉络膜萎缩，左眼后极部黄斑区外局灶性视网膜脉络膜萎缩，黄斑区可见 Fuchs 斑。拟行左眼屈光性晶状体置换术。术前 Pentacam 检查见图 5-3-1。

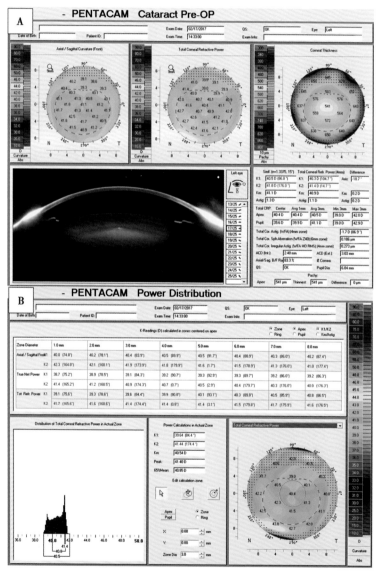

图 5-3-1　Pentacam Cataract Pre-Op 图（A）及 Power Distribution 图（B）

二、Pentacam 结果解读

1. Pentacam Cataract Pre-Op 图　图中角膜地形图较规则,中央区呈领结型,上方受眼睑压迫,曲率较平。其中 Total Corneal Refr. Power 为 1.1D@14.7°、Total Cor. Astig(WFA)为 −1.7D@86.9°(换算后为 1.7D@176.9°),前者<1.5D,而后者>1.5D,两者轴向上尚接近。

2. 角膜球差 Total Cor. Sph Aberration 为 0.186μm。

3. 角膜不规则散光 Total Cor. Irregular Astig 为 0.273μm,<0.3μm,角膜形态较规则。

4. 角膜前后表面曲率半径比值 Axial/Sag. B/F Ratio 为 83.3%,在正常的范围。

5. Power Distribution 图可见不同直径范围区域(3～7mm)的角膜散光轴向基本一致,3mm 处散光度数为 1.8D,而 4、5、6、7mm 处的散光度数分别为 1.5D、1.3D、1.2D、1.2D。

三、术前考虑

1. Cataract Pre-OP 图中,Total Corneal Refr. Power 为 4mm 环上的散光,仅为 1.1D,<1.5D,可以不行散光矫正。而从区域上看,3、4mm 的散光均≥1.5D,需要考虑行散光矫正。但在 5、6、7mm 区域范围的散光均<1.5D,7mm 区域范围仅为 1.2D。可以考虑:

(1) 行 AK 术(7mm 直径),矫正散光虽然有受限,但还是可以显著降低术后散光。

(2) 选择 Toric IOL,矫正散光量取决于瞳孔直径和实际需求。

2. 病人角膜的球差 0.186μm(0.05～0.2μm),可以考虑零球差设计的单焦非球面 IOL,也可以选择零球差 Toric IOL。

3. 角膜形态较规则,但病人双眼病理性近视,眼底情况较差,对侧眼预期视力不佳,因此不适合植入多焦点 IOL。如果病人预期视力较好,例如>0.5,也可以考虑零球差设计的 Toric 多焦点 IOL 以降低术后散光,改善全程视力。

(俞阿勇)

第 六 章

角膜球差优选人工晶状体病例

第一节　角膜球差≥0.35μm

一、病例简介

男性，62岁。双眼年龄相关性白内障。最佳矫正远视力 OD 0.4，OS 0.5。双眼晶状体混浊，余眼前节未见明显异常。双眼底未见明显异常。拟行右眼屈光性白内障手术。术前 Pentacam 检查见图 6-1-1。

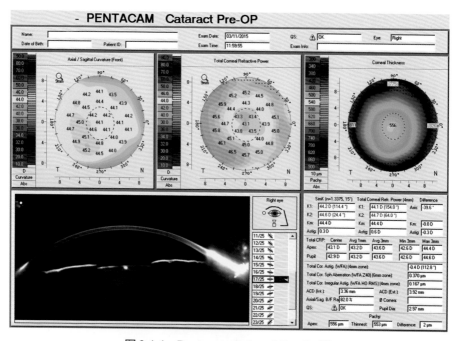

图 6-1-1　Pentacam Cataract Pre-Op 图

二、Pentacam 结果解读

1．角膜散光 Total Corneal Refr. Power 为 0.6D@64.0°、Total Cor. Astig（WFA）为 −0.4D@112.8°。

2．角膜球差 Total Cor. Sph Aberration 为 0.370μm。

3．角膜不规则散光 Total Cor. Irregular Astig 为 0.167μm，<0.3μm，角膜形态较规则。

4．角膜前后表面曲率半径比值 Axial/Sag. B/F Ratio 为 82.0%，在正常的范围。

三、术前考虑

1．病人角膜散光小，无需行散光矫正。

2．球差为 0.370μm（≥0.35μm），考虑单焦非球面 IOL，可以选择高消球差 IOL（−0.27μm 设计的非球面 IOL）。

3．多焦点 IOL 可考虑消球差的（例如 −0.2μm 设计的非球面多焦点 IOL），以降低术后全眼球差。

第二节　角膜球差 0.25～0.35μm

一、病例简介

女性，43 岁。双眼年龄相关性白内障。最佳矫正远视力 OU 0.5。双眼晶状体混浊，余眼前节未见明显异常。双眼底未见明显异常。拟行右眼屈光性白内障手术。术前 Pentacam 检查见图 6-2-1。

二、Pentacam 解读

1．角膜散光 Total Corneal Refr. Power 为 0.9D@149.5°、Total Cor. Astig（WFA）为 −0.9D@61.6°。

2．角膜球差 Total Cor. Sph Aberration 为 0.293μm。

3．角膜不规则散光 Total Cor. Irregular Astig 为 0.097μm，<0.3μm，角膜形态规则。

4．角膜前后表面曲率半径比值 Axial/Sag. B/F Ratio 为 84.1%，尚在正常的范围。

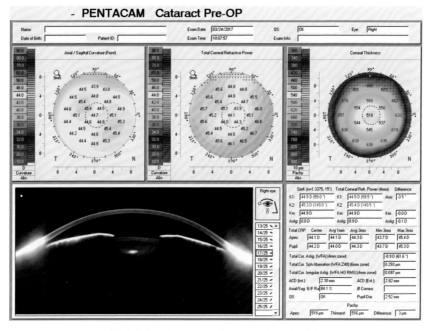

图 6-2-1 Pentacam Cataract Pre-Op 图

三、术前考虑

1. 病人角膜散光较小，可以考虑将主切口（3mm）制作在陡峭子午线方向，以降低术后散光。

2. 球差为 0.293μm（0.25～0.35μm），病人较年轻，有近距离工作和生活的需求，如果能接受多焦点 IOL 可能存在的视觉症状，可以选择多焦点 IOL，并考虑带消球差设计的多焦点 IOL（如 −0.1μm 设计的非球面多焦点 IOL）。

3. 若选择单焦非球面 IOL，可以选择中消球差 IOL（如 −0.2μm 设计的非球面 IOL）。

第三节 角膜球差 0.2～0.25μm

一、病例简介

男性，21 岁。右眼先天性白内障。裸眼远视力 OD 0.3，OS 1.0。主觉验光：OD −0.50/−0.50×180=0.5，OS Plano=1.0。右眼晶状体混浊，余眼前节及左眼前节未见明显异常。双眼底未见明显异常。拟行右眼屈光性白内障手术。术前 Pentacam 检查见图 6-3-1。

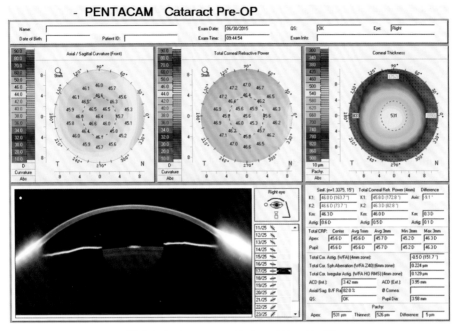

图 6-3-1　Pentacam Cataract Pre-Op 图

二、Pentacam 结果解读

1．角膜散光 Total Corneal Refr. Power 为 0.5D@82.8°、Total Cor. Astig（WFA）为 −0.5D@151.7°。

2．角膜球差 Total Cor. Sph Aberration 为 0.224μm。

3．角膜不规则散光 Total Cor. Irregular Astig 为 0.129μm，<0.3μm，形态规则。

4．角膜前后表面曲率半径比值 Axial/Sag. B/F Ratio 为 82.0%，在正常的范围。

三、术前考虑

1．病人角膜散光小，无需行散光矫正。

2．球差为 0.224μm（0.2~0.25μm），角膜形态规则，病人为年轻人，有较多近距离工作和生活的需求，考虑选择植入多焦点 IOL，可考虑带消球差设计的多焦点 IOL（如 −0.1μm 设计的非球面多焦点 IOL）。

3．若选择单焦非球面 IOL，可以选择低消球差 IOL（如 −0.12μm 设计的非球面 IOL）。

第四节　角膜球差 0.05～0.2μm

一、病例简介

女性，62 岁。双眼并发性白内障、双眼病理性近视、右眼巩膜后兜带术后。裸眼远视力 OD 0.02，OS 0.2。主觉验光：OD −26.00/−6.00×95=0.1 OS −4.00/−4.50×95=0.3。双眼晶状体轻度混浊，余眼前节未见明显异常。双眼底视盘颞侧可见 1PD 萎缩弧，后极部呈豹纹状，黄斑中心凹反光未见。拟行右眼屈光性白内障手术。右眼术前 Pentacam 检查见图 6-4-1。

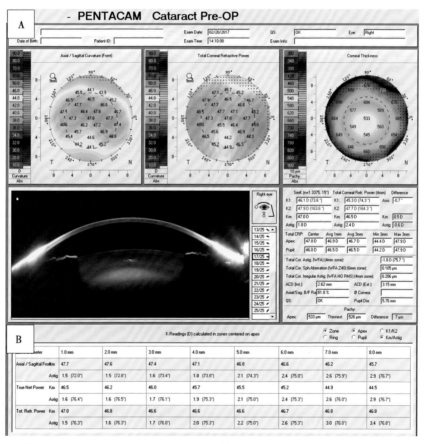

图 6-4-1　Pentacam Cataract Pre-Op 图（A）及 Power Distribution 图（B）

二、Pentacam 结果解读

1. 角膜散光 Total Corneal Refr. Power 为 2.4D@164.3°、Total Cor. Astig（WFA）为 −1.8D@75.7°。

2. 角膜球差 Total Cor. Sph Aberration 为 0.105μm。

3. 角膜不规则散光 Total Cor. Irregular Astig 为 0.206μm，<0.3μm，角膜形态规则。

4. 角膜前后表面曲率半径比值 Axial/Sag. B/F Ratio 为 81.8%，在正常的范围。

5. 瞳孔直径约 5.76mm。

6. Power Distribution 图可见不同直径范围区域（3~7mm）的角膜散光轴向基本一致，3mm 处散光度数为 1.7D，而 4、5、6、7mm 处的散光度数分别为 2.0D、2.2D、2.6D、3.0D。

三、术前考虑

1. 病人角膜散光较大，需行散光矫正，考虑到病人的瞳孔直径较大，介于 5~6mm，可以参考 5mm 区域的散光结果 2.2D@165°，可以考虑以下手术方法治疗散光。

（1）颞侧 3mm 的透明角膜手术切口可以减少部分散光，联合行 AK 术进一步降低术后散光。

（2）也可以考虑选择 Toric IOL，预期矫正角膜散光度数参考 5mm 区域。

2. 球差为 0.105μm（0.05~0.2μm），考虑选择植入零球差的非球面 IOL，或零球差设计的 Toric IOL。

3. 病人右眼视网膜功能较差，预期术后视力<0.3，不建议植入多焦点 IOL。

第五节　角膜球差<0.05μm

一、病例简介

女性，41 岁。右眼先天性白内障。裸眼远视力 OD 0.3，OS 0.9。主觉验光：OD −3.00/−0.50×35=0.5，OS −0.25=1.0，近附加 +0.50D。右眼晶状体轻度混浊，眼前节未见其他明显异常，左眼前节未见明显异常。双眼底未见明显异常。拟行右眼屈光性白内障手术。术前 Pentacam 检查见图 6-5-1。

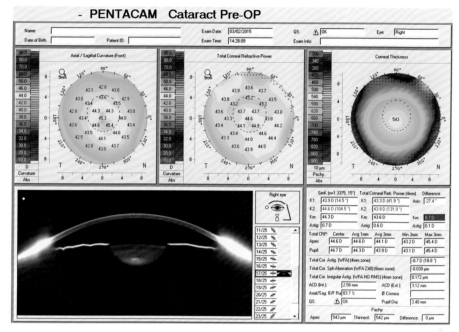

图 6-5-1　Pentacam Cataract Pre-Op 图

二、Pentacam 结果解读

1．角膜散光 Total Corneal Refr. Power 为 0.6D@131.9°、Total Cor. Astig （WFA）为 −0.7D@18.8°。

2．角膜球差 Total Cor. Sph Aberration 为 −0.039μm。

3．角膜不规则散光 Total Cor. Irregular Astig 为 0.172μm，<0.3μm，角膜形态规则。

4．角膜前后表面曲率半径比值 Axial/Sag. B/F Ratio 为 83.7%，在正常的范围。

三、术前考虑

1．病人角膜散光小，可不行散光矫正；

2．球差为 −0.039μm（<0.05μm），考虑选择植入球面 IOL，以改善术后全眼球差；

3．病人为年轻人，生活和工作有视近需求，术后视近不想戴镜，眼底未见明显异常，预期术后视力可，角膜形态规则，可考虑球面的多焦点 IOL。

第六节　角膜球差>0.5μm

一、病例简介

女性,81岁。双眼年龄相关性白内障。最佳矫正远视力 OD 0.05,OS 0.1。双眼晶状体混浊,眼前节未见其他明显异常。双眼底呈豹纹状,未见其他明显异常。拟行右眼屈光性白内障手术。术前 Pentacam 检查见图6-6-1。

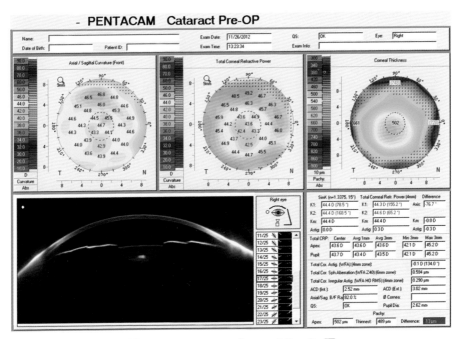

图 6-6-1　Pentacam Cataract Pre-Op 图

二、Pentacam 解读

1. 角膜散光 Total Corneal Refr. Power 为 0.3D@65.2°、Total Cor. Astig（WFA）为 −0.1D@134.0°。

2. 角膜球差 Total Cor. Sph Aberration 为 0.594μm。

3. 角膜不规则散光 Total Cor. Irregular Astig 为 0.290μm,<0.3μm,角膜形态尚规则。

4. 角膜前后表面曲率半径比值 Axial/Sag. B/F Ratio 为 82.0%，在正常的范围。

三、术前考虑

1. 病人角膜散光小，无需行散光矫正。

2. 球差为 0.594μm（≥0.35μm），考虑单焦非球面 IOL，可以选择高消球差设计。目前市面上的高消球差非球面 IOL 最高为 −0.27μm 设计，植入后全眼球差约为 0.324μm（0.594−0.27），仍较明显，需要与病人进行充分的沟通。

3. 消球差多焦点 IOL 目前市面上的最高为 −0.27μm 设计，植入后全眼球差约为 0.324μm（0.594−0.27）。由于术后球差仍较明显，所以对于选择多焦点 IOL 需要慎重。

第七节　双眼角膜球差明显差异

一、病例简介

男性，60 岁，双眼年龄相关性白内障。裸眼远视力 OD 0.4，OS 0.5。主觉验光：OD +1.00=0.6，OS +1.00=0.6。双眼晶状体中度混浊，眼前节未见其他明显异常。拟行双眼屈光性白内障手术。术前 Pentacam 检查见图 6-7-1。

二、Pentacam 结果解读

1. 角膜散光 OD Total Corneal Refr. Power 为 0.4D@25.6°、Total Cor. Astig（WFA）为 −1.0D@103.7°。OS Total Corneal Refr. Power 为 0.7D@46.7°、Total Cor. Astig（WFA）为 −1.1D@78.8°。

2. 角膜球差 Total Cor. Sph Aberration（图 A 和 B 中的红框）OD 为 0.372μm，OS 为 0.188μm。

3. 角膜不规则散光 Total Cor. Irregular Astig OD 为 0.116μm，OS 为 0.257μm，均<0.3μm，角膜形态较规则。

4. 角膜前后表面曲率半径比值 Axial/Sag. B/F Ratio OD 为 82.9%，OS 83.9%，接近正常的范围。

三、术前考虑

1. 病人角膜散光较小，可以考虑将主切口制作在陡峭子午线方向，以降低术后散光。

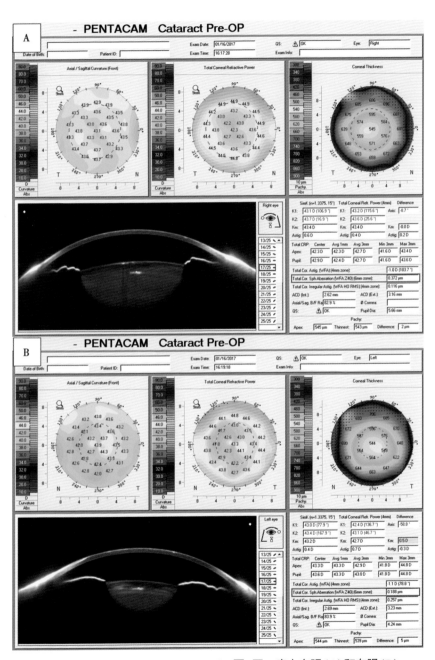

图 6-7-1　Pentacam Cataract Pre-Op 图,同一病人右眼(A)和左眼(B)

2．球差双眼差异明显，OD 为 $0.372\mu m$（$\geqslant0.35\mu m$），OS 为 $0.188\mu m$（$0.05\sim0.2\mu m$），如果考虑单焦非球面 IOL，OD 选择高消球差设计，OS 选择低消球差设计。

3．病人预期术后视力较好，也可选择多焦点 IOL。由于双眼角膜球差明显差异，需要考虑植入后双眼全眼球差的平衡，考虑消球差设计为 $-0.1\mu m$ 的多焦点 IOL（植入后全眼球差约为 OD $0.372-0.1=0.272\mu m$；OS $0.188-0.1=0.088\mu m$）。

（俞阿勇）

第七章

角膜不规则散光优选
人工晶状体病例

第一节 散光中央大、较规则，周边小，不规则散光大

一、病例简介

男性，64岁。双眼年龄相关性白内障。裸眼远视力 OD 0.05，OS 0.1。主觉验光：OD −2.00/−3.00×45=0.2，OS −3.00/−2.50×95=0.3。双眼晶状体明显混浊，眼前节未见其他明显异常，双眼底后极部呈豹纹状，黄斑中心凹反光未见。拟行右眼屈光性白内障手术。术前 Pentacam 检查见图7-1-1。

二、Pentacam 结果解读

1. Pentacam Cataract Pre-Op 图中角膜地形图不规则，中央区呈领结型，较规则，其中 SimK 为 2.7D@55.6°，而 Total Corneal Refr. Power 为 0.5D@22.5°、Total Cor. Astig（WFA）为 −4.9D@144.4°（换算后为 4.9D@54.4°），三者散光度数和轴向差异大。

2. 角膜球差 Total Cor. Sph Aberration 为 −0.135μm。

3. 角膜不规则散光 Total Cor. Irregular Astig 为 0.641μm，>0.5μm，角膜形态严重不规则。

4. 角膜前后表面曲率半径比值 Axial/Sag. B/F Ratio 为 83.6%，尚接近正常的范围。

5. 瞳孔直径 Pupil Dia. 为 3.13mm。

6. Power Distribution 图可见不同直径范围区域（1～7mm）的角膜散光度数和轴向变异大，1～4mm 区域的散光度数较高，周边散光度数低，轴向基本一致。

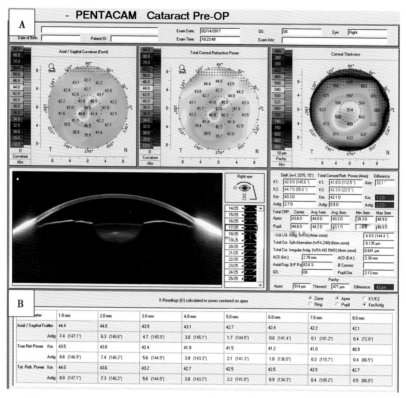

图 7-1-1　Pentacam Cataract Pre-Op（A）及 Power Distribution 图（B）

三、术前考虑

1. 该病人角膜不规则，周边散光低，6mm 和 7mm 区域的散光仅为 0.9D 和 0.4D，因此 AK 术对该病人中央区的散光矫正效果有限。

2. 病人昏暗环境下瞳孔直径约 3.13mm，明环境下约为 2mm。3mm 和 2mm 区域散光轴向基本吻合，度数变异较大，因此植入 Toric IOL 矫正散光建议参考 3mm 的范围，可以明显降低明亮环境下的散光，但仍会残留部分散光（即使 3mm 范围的散光全矫正，2mm 仍会留下 1.8D 的散光），在病人充分知情同意的情况下可考虑植入 Toric IOL。

3. 若病人可接受术后佩戴框架眼镜，也可以考虑植入不带散光矫正功能的 IOL，术后予框架眼镜矫正散光。

4. 病人球差为负，建议选择球面 IOL 或者球面 Toric IOL。

5. 角膜严重不规则，禁忌植入多焦点 IOL。

第二节 规则散光小，不规则散光大

一、病例简介

男性，74岁。双眼年龄相关性白内障。裸眼远视力OD 0.4，OS 0.5。主觉验光：OD +1.25/−1.50×70=0.6，OS +0.50/−1.00×95=1.0。右眼晶状体明显混浊，左眼晶状体轻度混浊，双眼周边前房<1/4CT，眼前节未见其他明显异常。双眼底后极部轻度豹纹状，黄斑中心凹反光未见。拟行右眼屈光性白内障手术。术前Pentacam检查见图7-2-1。

二、Pentacam结果解读

1. Pentacam Cataract Pre-Op图中角膜中央区地形图不规则，其中SimK、Total Corneal Refr. Power、Total Cor. Astig（WFA）均<1.0D，规则散光较低。

2. 角膜球差Total Cor. Sph Aberration为0.516μm。

3. 角膜不规则散光Total Cor. Irregular Astig为0.353μm，>0.3μm，角膜形态欠规则。

4. 角膜前后表面曲率半径比值Axial/Sag. B/F Ratio为85.1%，稍高于正常比例。

5. 瞳孔直径Pupil Dia. 为2.17mm。

三、术前考虑

1. 该病人角膜规则散光低，而不规则散光较大，可不考虑行规则散光的矫正。

2. 病人的角膜球差较高（>0.3μm），且不规则散光也较高（>0.3μm），因此不推荐植入多焦点IOL。

3. 建议选择单焦非球面IOL，可以选择高消球差设计的非球面的IOL（如−0.27μm设计的非球面IOL）。

4. 同时病人B/F Ratio偏高，需要注意IOL屈光度数计算公式预测的准确性可能不佳，告知病人术后残留屈光度数较高，需要戴镜矫正可能。

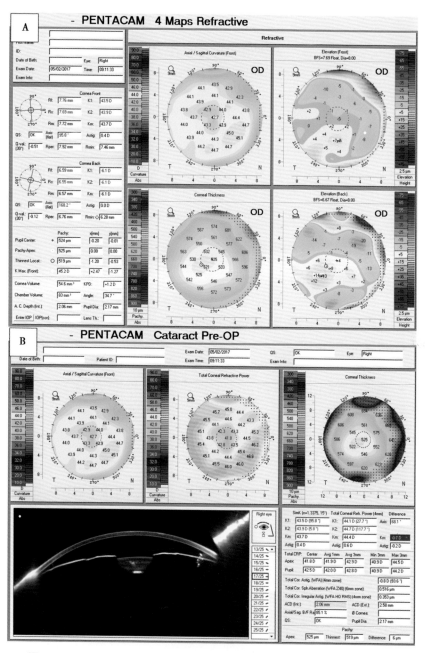

图 7-2-1 Pentacam 4 Maps Refractive 图（A）及 Cataract Pre-Op 图（B）

（俞阿勇）

第八章

角膜前后表面曲率半径比优选人工晶状体病例

第一节　近视准分子激光角膜切削术后

一、病例简介

男性，43岁。双眼并发性白内障。既往有高度近视病史，并行双眼近视准分子激光角膜切削术。最佳矫正远视力 OD 0.5，OS 0.5。双眼晶状体轻度混浊，余眼前节及眼底未见明显异常。拟行右眼屈光性白内障手术。术前 Pentacam 检查见图8-1-1。

二、Pentacam 结果解读

1. Pentacam Cataract Pre-Op 图中角膜地形图中央区的屈光力明显低于周边区，SimK 与 Total Corneal Refr. Power 的平均屈光力分别为37.1D 和35.5D，显著低于人群平均值43D，且差异较大，SimK 与 Total Corneal Power 的平均值差异达到1.6D。角膜散光较小。

2. 角膜前后表面曲率半径比值 Axial/Sag. B/F Ratio 为72.6%，远低于82%。

3. 角膜球差 Total Cor. Sph Aberration 为0.515μm。

4. 角膜不规则散光 Total Cor. Irregular Astig 为0.324μm，>0.3μm，角膜形态欠规则。

三、术前考虑

1. 该病人为近视准分子激光角膜切削术后，角膜曲率显著低于正常人群平均值，不可采用常规 IOL 屈光度数计算公式计算，建议选择 Haigis-L 公式进行计算。

2. 对于病人角膜的球差0.515μm（>0.35μm），如果选择单焦非球面 IOL

可以考虑高消球差 IOL（如 -0.27μm 设计的非球面 IOL）。

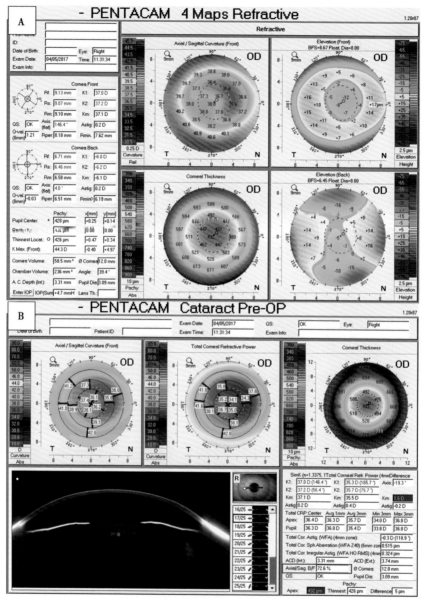

图 8-1-1　Pentacam 4 Maps Refractive 图（A）及 Cataract Pre-Op 图（B）

3. 病人眼底未见明显异常，预测术后视力可，但角膜形态欠规则，不建议植入多焦点 IOL。

第二节 非角膜手术后的低值

一、病例简介

女性，63 岁。双眼年龄相关性白内障。既往无眼部手术史。最佳矫正远视力 OD 0.2，OS 0.5。双眼晶状体中度混浊，以右眼为著，眼前节和眼底未见其他明显异常。拟行右眼屈光性白内障手术。术前 Pentacam 检查见图 8-2-1。

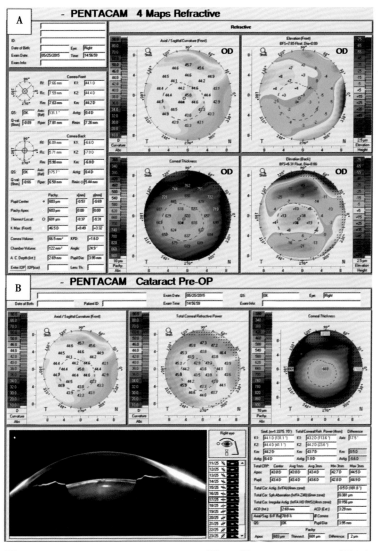

图 8-2-1 Pentacam 4 Maps Refractive 图（A）及 Cataract Pre-Op 图（B）

二、Pentacam 结果解读

1. Pentacam Cataract Pre-Op 图中 Total Corneal Refr. Power 为 1.0@23.6°，Total Cor. Astig（WFA）为 −0.5@101.8°，角膜散光较小。

2. 角膜前后表面曲率半径比值 Axial/Sag. B/F Ratio 为 78.0%，低于 82%。

3. 角膜球差 Total Cor. Sph Aberration 为 0.381μm，>0.35μm。

4. 角膜不规则散光 Total Cor. Irregular Astig 为 0.156μm，<0.3μm，角膜形态较规则。

三、术前考虑

1. 该病人既往无角膜手术史，B/F Ratio 偏低，需要注意 IOL 屈光度数计算公式预测的准确性可能欠佳，告知病人术后残留屈光度数较高，需要戴镜矫正可能。

2. 对于病人角膜的球差 0.381μm（>0.35μm），如果选择单焦非球面 IOL 可以考虑高消球差 IOL（例如 −0.27μm 设计的非球面 IOL）。

3. 病人眼底未见明显异常，预测术后视力尚可，但角膜球差较高、同时 B/F Ratio 偏低，不建议植入多焦点 IOL。如果考虑多焦点 IOL，可选择高消球差的非球面多焦点 IOL（例如 −0.27μm 设计的非球面多焦点 IOL），并需要充分告知 IOL 屈光度数计算公式预测的准确性可能欠佳，术后残留屈光度数较高，若对多焦点 IOL 的视觉效果有影响，需要戴镜矫正可能。

第三节　非角膜手术后的高值

一、病例简介

男性，36 岁。双眼高度近视眼、并发性白内障。既往无眼部手术史。裸眼远视力 OD 0.02，OS 0.05。主觉验光：OD −6.25/−0.50×180=0.4，OS −5.00=0.6。双眼晶状体轻度混浊，以右眼为著，余眼前节及眼底未见明显异常。拟行右眼屈光性白内障手术。术前 Pentacam 检查见图 8-3-1。

二、Pentacam 结果解读

1. Pentacam Cataract Pre-Op 图中 SimK、Total Corneal Refr. Power、Total Cor. Astig（WFA）均<0.5D；角膜散光小。

2. 角膜前后表面曲率半径比值 Axial/Sag. B/F Ratio 为 87.1%，明显高于 82%。

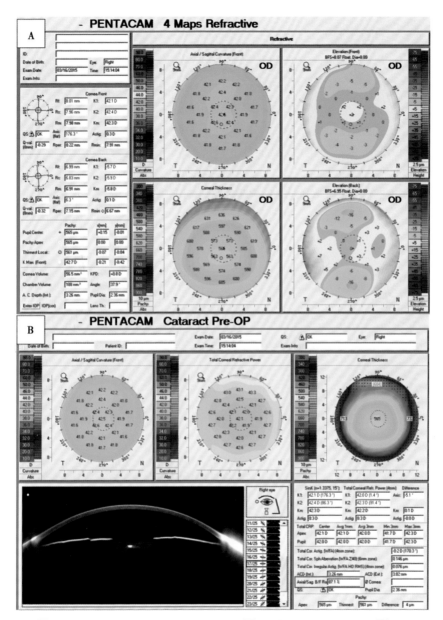

图 8-3-1　Pentacam 4 Maps Refractive 图（A）及 Cataract Pre-Op 图（B）

3．角膜球差 Total Cor. Sph Aberration 为 0.146μm。

4．角膜不规则散光 Total Cor. Irregular Astig 为 0.076μm，<0.3μm，角膜形态规则。

三、术前考虑

1. 病人为年轻人，术后预期视力较好，角膜散光、不规则散光及球差均较低，且病人倾向于多焦点 IOL 植入，以减少术后视近对眼镜的依赖。

2. 病人既往无角膜手术史，B/F Ratio 偏高，需要注意 IOL 屈光度数计算公式预测的准确性可能不佳，告知病人术后残留屈光度数较高，若植入多焦点 IOL，仍需要戴镜矫正可能，但是一般情况下视远、视近可能无需更换不同的眼镜。

3. 如果选择单焦 IOL，可考虑零球差设计的非球面 IOL。

（俞阿勇）

第 九 章

Kappa 角优选人工晶状体病例

第一节　正常 Kappa 角

一、病例简介

男性，58 岁。双眼年龄相关性白内障。裸眼远视力 OD 0.3，OS 0.4。主觉验光：OD +1.50=0.6，OS +1.50/−0.50×135=0.5。双眼晶状体中度混浊，眼前节未见其他明显异常，眼底未见明显异常。拟行左眼屈光性白内障手术。术前 Pentacam 检查见图 9-1-1。

二、Pentacam 结果解读

1．Pentacam 4 Maps Refractive 图示病人的瞳孔中心与角膜顶点距离较小（红线框），x＝0mm，y＝−0.08mm。

2．Pentacam Cataract Pre-Op 图中的 Total Corneal Refr. Power 为 0.7D@44.2°，Total Cor. Astig（WFA）为 −0.6D@179.5°，散光较小。

3．角膜球差 Total Cor. Sph Aberration 为 0.181μm。

4．角膜不规则散光 Total Cor. Irregular Astig 为 0.148μm，<0.3μm，角膜形态规则。

5．角膜前后表面曲率半径比值 Axial/Sag. B/F Ratio 为 82.9%，接近正常的范围。

6．Kappa 角（蓝线框）为 0.08mm@272.5°，也可由笛卡尔坐标值（红线框）自行计算。

三、术前考虑

1．病人散光不高，可不行散光矫正。

2.对于病人角膜的球差 0.181μm（0.05～0.2μm），如果选择单焦非球面IOL，可以考虑零球差设计。

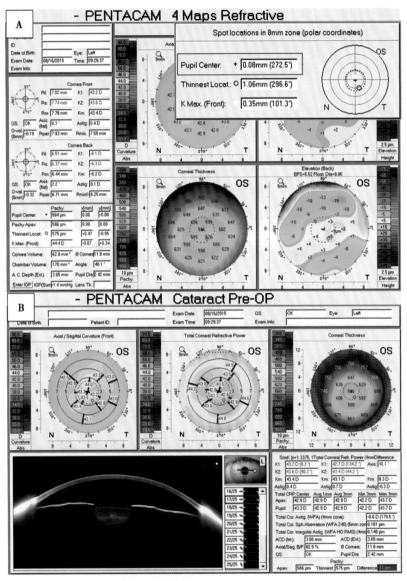

图 9-1-1　Pentacam 4 Maps Refractive 图（A）和 Cataract Pre-Op 图（B）
图 A 中的右上小图（绿线框）为角膜参考点的极坐标模式图（来自 Topometric 图）

3.病人眼底未见明显异常，预测术后视力佳，角膜形态规则，Kappa角正常，可以考虑植入多焦点 IOL。

第二节 大 Kappa 角

一、病例简介

女性，35 岁。双眼病理性近视眼，并发性白内障。裸眼远视力 OD 0.05，OS 0.05。主觉验光：OD −15.50/−1.00×180=0.7，OS −16.00/−2.50×150=0.8。双眼晶状体轻度混浊，余眼前节未见明显异常，眼底呈豹纹状，视盘颞侧见萎缩弧。拟行右眼屈光性白内障手术。术前 Pentacam 检查见图 9-2-1。

二、Pentacam 结果解读

1. Pentacam 屈光图示病人的瞳孔中心与角膜顶点距离大（红线框），x=+0.48mm，y=+0.43mm。

2. Pentacam Cataract Pre-Op 图中的 Total Corneal Refr. Power 为 1.0D@86.6°，Total Cor. Astig（WFA）为 −1.1D@168.4°，两者散光度数和轴向基本相近。

3. 角膜球差 Total Cor. Sph Aberration 为 0.254μm。

4. 角膜不规则散光 Total Cor. Irregular Astig 为 0.070μm，<0.3μm，角膜形态规则。

5. 角膜前后表面曲率半径比值 Axial/Sag. B/F Ratio 为 81.1%，尚接近正常的范围。

6. Kappa 角（蓝线框）为 0.64mm@42.2°，也可由笛卡尔坐标值（红线框）自行计算。

三、术前考虑

1. 病人散光不高，且为顺规，可以考虑上方主切口（3.0mm），或者颞侧微切口，以减少术后散光。

2. 对于病人角膜的球差 0.254μm（0.25～0.35μm），如果选择单焦非球面 IOL 可以考虑中消球差 IOL（例如 −0.2μm 设计的非球面 IOL），同时考虑到 Kappa 角大，倾向于选择高次非球面 IOL，以减少 IOL 光学中心偏离视轴对视觉的影响。

3. 病人为年轻人，眼底未见明显异常，预测术后视力尚可，角膜形态规则，希望植入多焦点 IOL，但病人存在一定的 Kappa 角，瞳孔稍偏向鼻上侧，距离角膜顶点约 0.64mm（$\sqrt{x^2+y^2}=\sqrt{0.48^2+0.43^2}$），植入多焦点 IOL 后发生视觉干扰症状的可能性较大，不推荐植入多焦点 IOL。

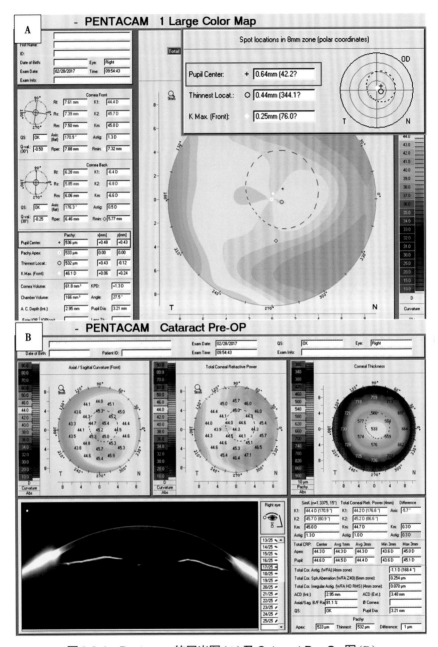

图 9-2-1　Pentacam 的屈光图（A）及 Cataract Pre-OP 图（B）

图 A 中的右上小图（绿线框）为角膜参考点的极坐标模式图（来自 Topometric 图）

（俞阿勇）

第十章

病例分析练习

接下来我们就开始实战练兵，提供 6 个病例，看看怎么样在临床上实践基于角膜光学特性的 IOL 优选。

病例 1

问题：图 10-0-1 为某病人的 Pentacam 检查结果。对于此病人建议选择什么 IOL？

A 传统球面 IOL；B 零球差 IOL；C 中非球面 IOL；D 高非球面 IOL

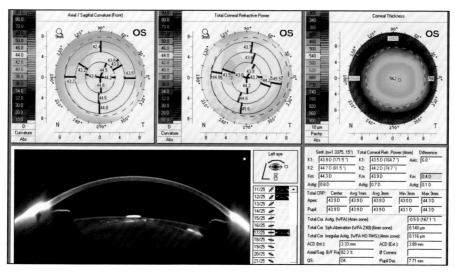

图 10-0-1

回答：B。病人全角膜散光 0.7D，球差 0.14μm，不规则散光 0.116μm，前后表面曲率半径比 82.3%

学员提问：是否选择高非球面IOL？

回答：否。如果选择高非球面IOL，结果会出现全眼的负球差。

病例2

问题：图10-0-2为某病人的Pentacam检查结果。对于此病人建议选择什么IOL？

A 传统球面IOL；B 零球差IOL；C 中非球面IOL；D 高非球面IOL

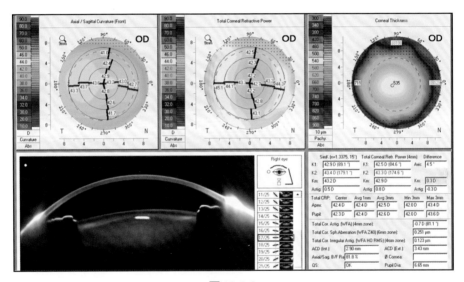

图 10-0-2

回答：C 中非球面IOL，因为球差为0.251μm。

病例3

图10-0-3为某病人的Pentacam检查结果。对于此病人建议选择什么IOL？

A 传统球面IOL；B 零球差IOL；C 中非球面IOL；D 高非球面IOL

回答：D 高非球面IOL，因为球差0.462μm。

病例4

图10-0-4为某病人的Pentacam检查结果。对于此病人建议选择什么IOL？

A 传统球面IOL；B 非球面多焦点IOL；C 球面Toric IOL；D 高非球面Toric IOL

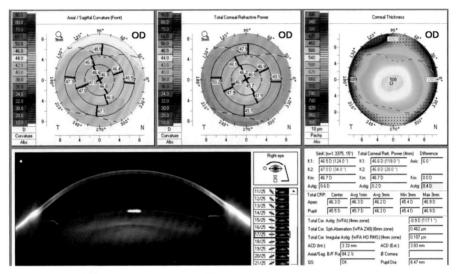

图 10-0-3

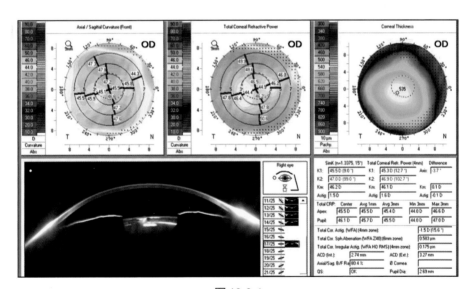

图 10-0-4

回答：D

学员提问：是否选择高非球面 IOL？

回答：不是最佳选择，因为需要考虑角膜散光（1.6D）。如果病人的脱镜需求不大，可以考虑。

学员提问：是否选择 C？

回答: 否。该病人选择 Toric IOL 时, 由于角膜球差较高(0.583μm), 需要考虑消球差, 本病例选择高非球面 Toric IOL。因此 Toric IOL 也是有选择指标的。

病例 5

图 10-0-5 为某病人的 Pentacam 检查结果。对于此病人建议选择什么 IOL? 病人强烈要求多焦点 IOL。如果你是他的主诊医师, 你会同意多焦点 IOL 吗?

A 传统球面 IOL; B 高非球面 IOL; C 高非球面多焦点 IOL; D 环曲面非球面多焦点 IOL

回答: B

学员提问: 散光可以选择多焦点 IOL 吗?

回答: 有散光非球面多焦点三合一的 IOL。但是本例病人不考虑多焦点 IOL, 因为规则和不规则角膜散光都很明显。

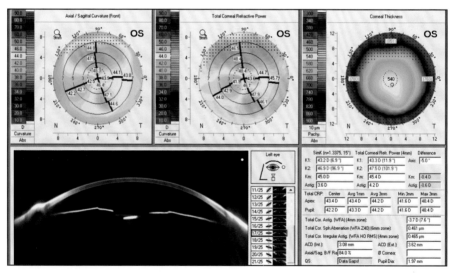

图 10-0-5

病例 6

图 10-0-6 为某病人的 Pentacam 检查结果。对于此病人建议怎么选择 IOL?

A 传统球面 IOL, 用 Haigis 公式计算; B 高非球面 IOL, 用 Haigis 公式计

算；C 高非球面多焦点 IOL，用 Haigis 公式计算；D 高非球面 IOL，用 Haigis-L
公式计算

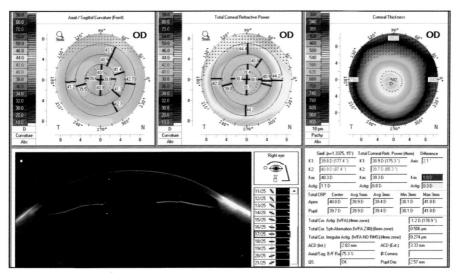

图 10-0-6

回答：D

学员提问：是角膜屈光手术后吗？

回答：对，LASIK 术后，角膜前后曲率半径比 75.3%。需要选择高非球面
IOL，并用 LASIK 术后的特定公式计算 IOL 屈光度数。

（俞阿勇）

参考文献

1. Arba Mosquera S, Verma S, McAlinden C. Centration axis in refractive surgery. Eye Vis (Lond), 2015, 2:4.
2. Artal P, Berrio E, Guirao A, et al. Contribution of the cornea and internal surfaces to the change of ocular aberrations with age. J Opt Soc Am A Opt Image Sci Vis, 2002, 19(1):137-143.
3. Beiko GH. Spherical aberration and depth of focus. Ophthalmology, 2008, 115(9):1641; author reply 1641-1642.
4. Beiko GH. Personalized correction of spherical aberration in cataract surgery. J Cataract Refract Surg, 2007, 33(8):1455-1460.
5. Bellucci R, Morselli S. Optimizing higher-order aberrations with intraocular lens technology. Curr Opin Ophthalmol, 2007, 18(1):67-73.
6. Berrio E, Tabernero J, Artal P. Optical aberrations and alignment of the eye with age. J Vis, 2010, 10(14).
7. Browne AW, Osher RH. Optimizing precision in toric lens selection by combining keratometry techniques. J Refract Surg, 2014, 30(1):67-72.
8. Bullimore MA, Buehren T, Bissmann W. Agreement between a partial coherence interferometer and 2 manual keratometers. J Cataract Refract Surg, 2013, 39(10):1550-1560.
9. Cavas-Martínez F, De la Cruz Sánchez E, Nieto M J, et al. Corneal topography in keratoconus: state of the art. Eye Vis (Lond). 2016, 22;3:5.
10. Chang DH, Rocha KM. Intraocular lens optics and aberrations. Curr Opin Ophthalmol, 2016, 27(4):298-303.
11. Collier Wakefield O, Annoh R, Nanavaty MA. Relationship between age, corneal astigmatism, and ocular dimensions with reference to astigmatism in eyes undergoing routine cataract surgery. Eye, 2016.
12. Crawford AZ, Patel DV, McGhee CN. Comparison and repeatability of keratometric and corneal power measurements obtained by Orbscan II, Pentacam, and Galilei corneal tomography systems. Am J Ophthalmol, 2013, 156(1):53-60.

13. de Jong T, Canovas C, Weeber H, et al. From corneal shape to ocular wavefront in eyes with aspheric IOLs: the feasibility of IOL customisation. Ophthalmic Physiol Opt, 2016, 36(1):43–50.

14. de Sanctis U, Vinai L, Bartoli E, et al. Total spherical aberration of the cornea in patients with cataract. Optom Vis Sci, 2014, 91(10):1251–1258.

15. Delrivo M, Ruisenor Vazquez PR, Galletti JD, et al. Agreement between placido topography and Scheimpflug tomography for corneal astigmatism assessment. J Refract Surg, 2014, 30(1):49–53.

16. Denoyer A, Denoyer L, Halfon J, et al. Comparative study of aspheric intraocular lenses with negative spherical aberration or no aberration. J Cataract Refract Surg, 2009, 35(3):496–503.

17. Dick HB. Recent developments in aspheric intraocular lenses. Curr Opin Ophthalmol, 2009, 20(1):25–32.

18. Dick HB, Krummenauer F, Schwenn O, et al. Objective and subjective evaluation of photic phenomena after monofocal and multifocal intraocular lens implantation. Ophthalmology, 1999, 106(10):1878–1886.

19. Duncan JK, Belin MW, Borgstrom M. Assessing progression of keratoconus: novel tomographic determinants. Eye Vis (Lond). 2016, 11;3:6.

20. Fang–Jun B, A–Yong Y, Wael K, et al. Biometry of the cornea and eye in myopic Chinese patients. J Refract Surg 2011;27(5):345–355.

21. Ferrer–Blasco T. Effect of partial and full correction of corneal spherical aberration on visual acuity and contrast sensitivity. J Cataract Refract Surg, 2009, 35(5):949–951.

22. Fiala W. Remarks on WaveFront designed aberration correcting intraocular lenses. Optom Vis Sci, 2009, 86(5):529–536.

23. Fujikado T, Saika M. Evaluation of actual retinal images produced by misaligned aspheric intraocular lenses in a model eye. Clin Ophthalmol, 2014, 8:2415–2423.

24. Galvis V, Tello A, Diaz CA, et al. Change in efficiency of aspheric intraocular lenses based on pupil diameter. Am J Ophthalmol, 2013, 156(2):408–409.

25. Galvis V, Tello A, Nino CA, et al. Re: Ueno et al.: Corneal thickness profile and posterior corneal astigmatism in normal corneas (Ophthalmology 2015;122:1072–8). Ophthalmology, 2015, 122(11):e66.

26. Hayashi K, Kawahara S, Manabe S, et al. Changes in irregular corneal

astigmatism with age in eyes with and without cataract surgery. Invest Ophthalmol Vis Sci, 2015, 56(13):7988-7998.

27. He Y, Wang Y, Wang Z, et al. Design of imaging keratometer with annular object and charge-coupled device detector. Appl Opt, 2013, 52(35):8532-8539.

28. Hodge C, McAlinden C, Lawless M, et al. Intraocular lens power calculation following laser refractive surgery. Eye Vis (Lond). 2015, 2;2:7.

29. Hoffmann PC, Wahl J, Hutz WW, et al. A ray tracing approach to calculate toric intraocular lenses. J Refract Surg, 2013, 29(6):402-408.

30. Holladay JT. Effect of corneal asphericity and spherical aberration on intraocular lens power calculations. J Cataract Refract Surg, 2015, 41(7):1553-1554.

31. Jafarzadehpur E, Hashemi H, Abdolahinia T, et al. Comparison of ocular aberrations in two hydrophobic and hydrophilic intraocular lenses. Eye Contact Lens, 2015, 41(5):287-290.

32. Jansonius NM. Spherical aberration and other higher-order aberrations in the human eye: from summary wave-front analysis data to optical variables relevant to visual perception. J Opt Soc Am A Opt Image Sci Vis, 2010, 27(5):941-950.

33. Jia L, Li Z. Evaluation of the consistency of total spherical aberration before and after aspherical intraocular lens implantation. Eye Sci, 2013, 28(3):129-133.

34. Jin H, Limberger IJ, Ehmer A, et al. Impact of axis misalignment of toric intraocular lenses on refractive outcomes after cataract surgery. J Cataract Refract Surg, 2010, 36(12):2061-2072.

35. Karunaratne N. Comparison of the Pentacam equivalent keratometry reading and IOL Master keratometry measurement in intraocular lens power calculations. Clin Experiment Ophthalmol, 2013, 41(9):825-834.

36. Khan S, Rocha G. Cataract surgery and optimal spherical aberration: as simple as you think? Can J Ophthalmol, 2008, 43(6):693-701.

37. Kim MJ, Yoo YS, Joo CK, et al. Evaluation of optical performance of 4 aspheric toric intraocular lenses using an optical bench system: Influence of pupil size, decentration, and rotation. J Cataract Refract Surg, 2015, 41(10):2274-2282.

38. Kim MJ, Zheleznyak L, Macrae S, et al. Objective evaluation of through-focus optical performance of presbyopia-correcting intraocular

lenses using an optical bench system. J Cataract Refract Surg, 2011, 37(7):1305-1312.

39. Kobashi H, Kamiya K, Igarashi A, et al. Comparison of corneal power, corneal astigmatism, and axis location in normal eyes obtained from an autokeratometer and a corneal topographer. J Cataract Refract Surg, 2012, 38(4):648-654.

40. Koch DD. The posterior cornea: hiding in plain sight. Ophthalmology, 2015, 122(6):1070-1071.

41. Koch DD, Ali SF, Weikert MP, et al. Contribution of posterior corneal astigmatism to total corneal astigmatism. J Cataract Refract Surg, 2012, 38(12):2080-2087.

42. Koch DD, Jenkins RB, Weikert MP, et al. Correcting astigmatism with toric intraocular lenses: effect of posterior corneal astigmatism. J Cataract Refract Surg, 2013, 39(12):1803-1809.

43. Koch DD, Wang L. Custom optimization of intraocular lens asphericity. Trans Am Ophthalmol Soc, 2007, 105:36-41; discussion 41-32.

44. Kolozsvari BL, Losonczy G, Pasztor D, et al. Correction of irregular and induced regular corneal astigmatism with toric IOL after posterior segment surgery: a case series. BMC Ophthalmol, 2017, 17(1):3.

45. Langenbucher A, Eppig T, Seitz B, et al. Customized aspheric IOL design by raytracing through the eye containing quadric surfaces. Curr Eye Res, 2011, 36(7):637-646.

46. Lee BW, Galor A, Feuer WJ, et al. Agreement between Pentacam and IOL master in patients undergoing toric IOL implantation. J Refract Surg, 2013, 29(2):114-120.

47. Lee H, Chung JL, Kim EK, et al. Univariate and bivariate polar value analysis of corneal astigmatism measurements obtained with 6 instruments. J Cataract Refract Surg, 2012, 38(9):1608-1615.

48. Lee H, Kim TI, Kim EK. Corneal astigmatism analysis for toric intraocular lens implantation: precise measurements for perfect correction. Curr Opin Ophthalmol, 2015, 26(1):34-38.

49. Lee JH, Choo HG, Kim SW. Spherical aberration reduction in nuclear cataracts. Graefes Arch Clin Exp Ophthalmol, 2016, 254(6):1127-1133.

50. Liu J, Zhao J, Ma L, et al. Contrast sensitivity and spherical aberration in eyes implanted with AcrySof IQ and AcrySof Natural intraocular lens: the results of a meta-analysis. PLoS One, 2013, 8(10):e77860.

51. Lopez-Gil N, Bradley A. The potential for and challenges of spherical and chromatic aberration correction with new IOL designs. Br J Ophthalmol, 2013, 97(6):677-678.

52. Madrid-Costa D, Ruiz-Alcocer J, Ferrer-Blasco T, et al. In vitro optical performance of a new aberration-free intraocular lens. Eye (Lond), 2014, 28(5):614-620.

53. McKelvie J, McArdle B, McGhee C. Relationship between aspheric IOL power and spherical aberration. J Cataract Refract Surg, 2011, 37(10):1915; author reply 1915-1916.

54. Mohammadi M, Naderan M, Pahlevani R, et al. Prevalence of corneal astigmatism before cataract surgery. Int Ophthalmol, 2016, 36(6):807-817.

55. Moshirfar M. Spherical aberration of intraocular lenses. J Ophthalmic Vis Res, 2010, 5(4):215-216.

56. Nanavaty MA, Spalton DJ, Gala KB. Fellow-eye comparison of 2 aspheric microincision intraocular lenses and effect of asphericity on visual performance. J Cataract Refract Surg, 2012, 38(4):625-632.

57. Negishi K, Kodama C, Yamaguchi T, et al. Predictability of ocular spherical aberration after cataract surgery determined using preoperative corneal spherical aberration. J Cataract Refract Surg, 2010, 36(5):756-761.

58. Nilforoushan MR, Speaker M, Marmor M, et al. Comparative evaluation of refractive surgery candidates with Placido topography, Orbscan II, Pentacam, and wavefront analysis. J Cataract Refract Surg, 2008, 34(4):623-631.

59. Nishi T, Taketani F, Ueda T, et al. Comparisons of amplitude of pseudoaccommodation with aspheric yellow, spheric yellow, and spheric clear monofocal intraocular lenses. Clin Ophthalmol, 2013, 7:2159-2164.

60. Nochez Y, Favard A, Majzoub S, et al. Measurement of corneal aberrations for customisation of intraocular lens asphericity: impact on quality of vision after micro-incision cataract surgery. Br J Ophthalmol, 2010, 94(4):440-444.

61. Nochez Y, Majzoub S, Pisella PJ. Effect of residual ocular spherical aberration on objective and subjective quality of vision in pseudophakic eyes. J Cataract Refract Surg, 2011, 37(6):1076-1081.

62. Oshika T, Tomidokoro A, Tsuji H. Regular and irregular refractive powers of the front and back surfaces of the cornea. Exp Eye Res, 1998, 67(4):443-447.

63. Packer M, Fine IH, Hoffman RS. Aspheric intraocular lens selection based on corneal wavefront. J Refract Surg, 2009, 25(1):12-20.

64. Park JH, Kang SY, Kim HM, et al. Differences in corneal astigmatism between partial coherence interferometry biometry and automated keratometry and relation to topographic pattern. J Cataract Refract Surg, 2011, 37(9):1694-1698.

65. Pepose JS, Qazi MA, Edwards KH, et al. Comparison of contrast sensitivity, depth of field and ocular wavefront aberrations in eyes with an IOL with zero versus positive spherical aberration. Graefes Arch Clin Exp Ophthalmol, 2009, 247(7):965-973.

66. Pinero DP, Alio JL, Aleson A, et al. Pentacam posterior and anterior corneal aberrations in normal and keratoconic eyes. Clin Exp Optom, 2009, 92(3):297-303.

67. Potvin R, Gundersen KG, Masket S, et al. Prospective multicenter study of toric IOL outcomes when dual zone automated keratometry is used for astigmatism planning. J Refract Surg, 2013, 29(12):804-809.

68. Prakash G, Prakash DR, Agarwal A, et al. Predictive factor and kappa angle analysis for visual satisfactions in patients with multifocal IOL implantation. Eye (Lond), 2011, 25(9):1187-1193.

69. Roh HC, Chuck RS, Lee JK, et al. The effect of corneal irregularity on astigmatism measurement by automated versus ray tracing keratometry. Medicine (Baltimore), 2015, 94(13):e677.

70. Ruiz-Alcocer J, Madrid-Costa D, Garcia-Lazaro S, et al. Visual simulation through an aspheric aberration-correcting intraocular lens in subjects with different corneal profiles using adaptive optics. Clin Exp Optom, 2013, 96(4):379-384.

71. Ruiz-Alcocer J, Perez-Vives C, Madrid-Costa D, et al. Depth of focus through different intraocular lenses in patients with different corneal profiles using adaptive optics visual simulation. J Refract Surg, 2012, 28(6):406-412.

72. Schuster AK, Tesarz J, Vossmerbaeumer U. Ocular wavefront analysis of aspheric compared with spherical monofocal intraocular lenses in cataract surgery: Systematic review with metaanalysis. J Cataract

Refract Surg, 2015, 41(5):1088-1097.

73. Schwarz C, Canovas C, Manzanera S, et al. Binocular visual acuity for the correction of spherical aberration in polychromatic and monochromatic light. J Vis, 2014, 14(2):8, 1-11.

74. Shirayama M, Wang L, Weikert MP, et al. Comparison of corneal powers obtained from 4 different devices. Am J Ophthalmol, 2009, 148(4):528-535, e521.

75. Solomon JD. Outcomes of corneal spherical aberration-guided cataract surgery measured by the OPD-scan. J Refract Surg, 2010, 26(11):863-869.

76. Song IS, Kim MJ, Yoon SY, et al. Higher-order aberrations associated with better near visual acuity in eyes with aspheric monofocal IOLs. J Refract Surg, 2014, 30(7):442-446.

77. Srivannaboon S, Chirapapaisan C, Chonpimai P, et al. Comparison of corneal astigmatism measurements of 2 optical biometer models for toric intraocular lens selection. J Cataract Refract Surg, 2015, 41(2):364-371.

78. Srivannaboon S, Soeharnila, Chirapapaisan C, et al. Comparison of corneal astigmatism and axis location in cataract patients measured by total corneal power, automated keratometry, and simulated keratometry. J Cataract Refract Surg, 2012, 38(12):2088-2093.

79. Tajbakhsh Z, Salouti R, Nowroozzadeh MH, et al. Comparison of keratometry measurements using the Pentacam HR, the Orbscan IIz, and the TMS-4 topographer. Ophthalmic Physiol Opt, 2012, 32(6):539-546.

80. Tonn B, Klaproth OK, Kohnen T. Anterior surface-based keratometry compared with Scheimpflug tomography-based total corneal astigmatism. Invest Ophthalmol Vis Sci, 2015, 56(1):291-298.

81. Ueno Y, Hiraoka T, Beheregaray S, et al. Age-related changes in anterior, posterior, and total corneal astigmatism. J Refract Surg, 2014, 30(3):192-197.

82. Ueno Y, Hiraoka T, Miyazaki M, et al. Corneal thickness profile and posterior corneal astigmatism in normal corneas. Ophthalmology, 2015, 122(6):1072-1078.

83. Ueno Y, Hiraoka T, Miyazaki M, et al. Reply. Ophthalmology, 2015, 122(11):e66-e67.

84. Ventura BV, Wang L, Ali SF, et al. Comparison of corneal power, astigmatism, and wavefront aberration measurements obtained by a point-source color light-emitting diode-based topographer, a Placido-disk topographer, and a combined Placido and dual Scheimpflug device. J Cataract Refract Surg, 2015, 41(8):1658-1671.

85. Visser N, Beckers HJM, Bauer NJC, et al. Toric vs aspherical control intraocular lenses in patients with cataract and corneal astigmatism. JAMA Ophthalmology, 2014, 132(12):1462.

86. Visser N, Berendschot TT, Verbakel F, et al. Comparability and repeatability of corneal astigmatism measurements using different measurement technologies. J Cataract Refract Surg, 2012, 38(10):1764-1770.

87. Wang L, Koch DD. Custom optimization of intraocular lens asphericity. J Cataract Refract Surg, 2007, 33(10):1713-1720.

88. Wang L, Shoukfeh O, Koch DD. Custom selection of aspheric intraocular lens in eyes with previous hyperopic corneal surgery. J Cataract Refract Surg, 2015, 41(12):2652-2663.

89. Wang Q, Savini G, Hoffer KJ, et al. A comprehensive assessment of the precision and agreement of anterior corneal power measurements obtained using 8 different devices. PLoS One, 2012, 7(9):e45607.

90. Werner JS, Elliott SL, Choi SS, et al. Spherical aberration yielding optimum visual performance: evaluation of intraocular lenses using adaptive optics simulation. J Cataract Refract Surg, 2009, 35(7):1229-1233.

91. Whang WJ, Byun YS, Joo CK. Comparison of refractive outcomes using five devices for the assessment of preoperative corneal power. Clin Experiment Ophthalmol, 2012, 40(5):425-432.

92. Woodward MA, Randleman JB, Stulting RD. Dissatisfaction after multifocal intraocular lens implantation. J Cataract Refract Surg, 2009, 35(6):992-997.

93. Xu S, Kai-Jing Z, An-Peng P, et al. Age-related changes of corneal astigmatism. J Refract Surg. 2017, 33(10): 696-703.

94. Yamaguchi T, Negishi K, Ono T, et al. Feasibility of spherical aberration correction with aspheric intraocular lenses in cataract surgery based on individual pupil diameter. J Cataract Refract Surg, 2009, 35(10):1725-1733.

95. Yeu E, Wang L, Koch DD. The effect of corneal wavefront aberrations on corneal pseudoaccommodation. Am J Ophthalmol, 2012, 153(5):972–981 e972.

附录一 部分人工晶状体及其参数

表 1 负球差非球面 IOL

型号	总直径（mm）	光学直径（mm）	球差（mm）	表面设计	颜色
AMO Tecnis Z 系列	13.0	6.0	−0.27	前表面非球面	无色
Human Optics MCX11ASP	11.0	5.5/6.0/6.5/7.0	−0.27	双非球面	无色
Alcon SN60WF	13.0	6.0	−0.20	后表面非球面	黄色
爱博诺德普诺明 A1-UV	13.0	6.0	−0.20	后表面高次非球面	无色
BioVue PAL	12.5	6.0	−0.12	前表面非球面	无色
Zeiss CT ASPH 509M	11.0	6.0	−0.18	双非球面	无色

表 2 零球差非球面 IOL

型号	总直径（mm）	光学直径（mm）	球差（μm）	表面设计	颜色
博士伦 ADAPT AO	10.5 11.0	6.0	0	双非球面	无色
Rayners 970C	12.5	5.75	0	前表面非球面	无色
Softec HD	12.5	5.75	0	双非球面	无色
Oculentis L-313	11.0	6.0	0	负屈光度数：前表面非球面；正屈光度数：后表面非球面	无色
Human Optics MC 6125 AS-Y	12.5	6.0	0	前表面非球面	黄色
博士伦 MI60	10.5 10.7 11.0	5.6 6.0 6.2	0	双非球面	无色

表3 球面IOL

型号	总直径（mm）	光学区直径（mm）	表面设计	颜色
博士伦 ADAPT	10.7	6.0	双凸球面	无色
ALCON SN60AT	13.0	6.0	前表面非对称双凸	黄色
ALCON SA60AT	13.0	6.0	前表面非对称双凸	无色

表4 Toric IOL

	型号	总直径（mm）	光学区直径（mm）	球差（μm）	表面设计	颜色	矫正角膜散光（D）	IOL散光（D）
ALCON	SN6AT3	13.0	6.0	−0.2	前表面非球面，后表面环曲面	黄色	0.75～1.5	1.50
	SN6AT4						1.5～2.0	2.25
	SN6AT5						2.0～2.5	3.00
	SN6AT6						2.5～3.0	3.75
	SN6AT7						3.0～3.50	4.50
	SN6AT8						3.5～4.00	5.25
	SN6AT9						4.00 以上	6.00
AMO	ZCT100	13.0	6.0	−0.27	前表面环曲面非球面	无色	0.50～0.75	1.00
	ZCT150						0.75～1.50	1.50
	ZCT225						1.50～2.00	2.25
	ZCT300						2.00～2.75	3.00
	ZCT400						2.75～3.62	4.00
爱博诺德	AT1BH	13.0	6.0	−0.2	前表面环曲面，后表面高次非球面	无色	0.5～1.0	1.00
	AT2BH						1.0～1.55	1.50
	AT3BH						1.55～2.1	2.25
	AT4BH						2.1～2.8	3.0
	AT5BH						2.8～3.15	4.0
	AT6BH						3.15 以上	4.5

表5　多焦点IOL

型号	总直径（mm）	光学区直径（mm）	球差（μm）	表面设计	颜色
Oculentis MF30	11.0	6.0	0	区域折射，双凸形，后表面非球面	无色
ALCON SN6AD1 SV25T0	13.0	6.0	−0.1 −0.2	前表面渐进衍射非球面	黄色
AMO ZMB00	13.0	6.0	−0.27	后表面全光学面衍射，前表面非球面	无色

附录二 英汉专业名词对照表

英文全称	英文缩写	中文名称
4 Maps Refractive		屈光四联图
accomodative IOL/accomodating IOL		拟调节人工晶状体
against-the-rule	ATR	逆规
American Society of Cataract and Refractive Surgery	ASCRS	美国白内障和屈光手术学会
analysed area		分析区域
angle alpha	α角	Alpha角
angle kappa	κ角	Kappa角
angle lambda	λ角	Lambda角
angular distance		角距
Asia-Pacific Association of Cataract and Refractive Surgeons	APACRS	亚太白内障和屈光手术医师协会
aspheric IOL		非球面人工晶状体
astigmatic keratotomy	AK	散光性角膜切开术
astigmatism		散光
automated keratometer		自动角膜曲率计
best fitted sphere	BFS	最佳拟合球面
Cataract Pre-OP		白内障术前信息
chromatic aberration		色差
defocus		离焦

续表

英文全称	英文缩写	中文名称
high-order aberrations	HOA	高阶像差
intraocular lens	IOL	人工晶状体
irregular astigmatism		不规则散光
keratoconus		圆锥角膜
line of sight		视线
manual keratometer		手动角膜曲率计
monochromatic aberration		单色像差
multifocal IOL		多焦点人工晶状体
myopic shift		近视漂移
oblique astigmatism		斜轴散光
optical axis		光轴
Optiwave Refractive Analysis	ORA	实时波前像差分析仪
Power Distribution		屈光力分布图
pupil center		瞳孔中心
pupillary axis		瞳孔轴
ratio of back to front corneal radii	B/F Ratio	角膜前后表面曲率半径比
regular astigmatism		规则散光
ring		圆环
root mean square	RMS	均方根
simulated keratoscope reading	SimK	模拟角膜镜读数
spherical aberration		球差
toric IOL		环曲面人工晶状体
total corneal spherical aberration		全角膜球差

续表

英文全称	英文缩写	中文名称
total corneal astigmatism	TCA	全角膜散光
total corneal refractive power	TCRP	全角膜屈光力
valid data		有效数据
visual axis		视轴
with-the-rule	WTR	顺规
World Health Organization	WHO	世界卫生组织
zone		区域